Ritta Drommer

Zeit Für Handarbeiten

Häkeln

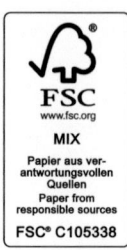
Bibliografische Information Der deutschen
Bibliothek:
Die Deutsche Bibliothek verzeichnet diese
Publikation in der Deutschen Nationalbi-
bliografie; detaillierte bibliografische Da-
ten sind im Internet über http://dnb.ddb.de
abrufbar.

2. Auflage

Zeichnungen auf Seite 9, Nr.1 bis 4 (Anschlag über einen Fadenring) von Brigitte Fischer

Herstellung und Verlag: BoD - Books on Demand GmbH, Norderstedt

ISBN 978-3-8448-5284-4

Eine kurze Einleitung

Sie haben sich schon mit der Technik des Häkelns beschäftigt und sind auf der Suche nach neuen Anregungen? Nehmen Sie sich etwas Zeit- lehnen Sie sich zurück bei einer Tasse Kaffee oder Tee, und lassen Sie sich beim Blättern durch dieses Buch inspirieren. Vielleicht benötigen Sie nur ein kleines Geschenk und möchten mit geringem Aufwand ein Stoffdeckchen, ein Taschentuch oder ein Handtuch mit einer selbst gehäkelten Spitze verzieren- oder aber: Sie suchen miteinander kombinierbare Modelle um Ihr Zuhause zu verschönern. Was auch immer Sie vorhaben, vielleicht wecken die hier vorgestellten Spitzen Ihr Interesse. Sie haben die Möglichkeit, das eine oder andere Modell einfach nur nachzuarbeiten oder unter Verwendung der vorgestellten Muster Ihre ganz persönliche einzigartige Handarbeit zu gestalten. Einige Muster können Sie auch mit einer oder wenigen Farben in Kreuzstich sticken. Das bietet Ihnen weitere Möglichkeiten der Gestaltung und Kombination.

Ich wünsche Ihnen viel Freude und gutes Gelingen.

Symbole - Bedeutung - Abkürzungen

O	Loch im Stoffrand
•	Luftmasche - Lfm
⌒	Luftmaschenbogen aus 5 Lfm
ọ	Picot, 3 Lfm, 1 fM in die erste Lfm
~	Kettmasche - Km
ı	feste Masche - fM
† † ‡	Stäbchen - Stb, Doppelstäbchen - Dstb, dreifaches Stäbchen - 3fach-Stb
	4 Lfm, 1Stb in die erste Lfm einstechen und zusammen abmaschen
	5 Lfm, 2 Dstb in die erste Lfm einstechen und zuammen abmaschen
	7 Lfm, zwei 3fach-Stb in die erste Lfm einstechen und zusammen abmaschen
	3fach-Stb bei Abnahme
	3fach-Stb bei Zunahme
	4fach-Stb bei 1 Kästchen Zunahme und anschließender Abnahme
	Faden neu anschlingen
	Faden beenden
▼	die Häkelschrift und das Zählmuster stimmen an dieser Stelle überein
MS	Mustersatz
☐ = ••†	1 Stb, 2 Lfm *
☒ = †††	3 Stb *
	2.Reihe: 1Stb, 5 Lfm * 1. Reihe: 1 Stb, 3 Lfm, 1 fM, 3 Lfm * * jede Reihe endet mit einem zusätzlichen Stäbchen

6

Material und Werkzeug

Ein reichhaltiges Angebot an Häkelgarnen in unterschiedlichen Qualitäten, Farben und Garnstärken bietet der Fachhandel an. Es ist nicht schwierig, das passende Garn zu finden. Angaben zu den verwendeten Garnen finden Sie in der jeweiligen Modellbeschreibung. Sie enthält den etwaigen Verbrauch, die Garnstärke und die empfohlene Nadelstärke. Achten Sie bei der Wahl des Garnes auf Qualität, damit Sie lange Freude an Ihrer Handarbeit haben. Häkelnadeln erhalten Sie aus unterschiedlichsten Materialien. Probieren Sie aus, mit welcher Nadel Sie am besten zurechtkommen. Die Stärke der Häkelnadel spielt eine wichtige Rolle. Wenn Sie locker häkeln, sollten Sie eine etwas dünnere Nadel als angegeben verwenden. Häkeln Sie jedoch fest, dann greifen Sie zu einer stärkeren Häkelnadel. Fertigen Sie sich vor Beginn der eigentlichen Arbeit eine Maschenprobe an. Sie können damit ausprobieren, mit welcher Garn- und Nadelstärke Sie arbeiten müssen, damit die Filetkästchen möglichst quadratisch werden.

Spitzen und Stoff

Vorgefertigte Stoffteile zum Umhäkeln in unterschiedlichen Formen und Farben finden Sie ebenfalls im Fachgeschäft. Dazu gibt es auch farblich und in der Stärke passendes Häkelgarn. Natürlich können Sie jeden beliebigen Stoff mit einer Spitze verschönern. Beachten Sie dabei das Verhältnis von Stoff und Garn zueinander. An einen dünnen Stoff sollte eine zarte Spitze aus dünnem Garn, an einen groben Stoff eine Spitze aus stärkerem Garn gehäkelt oder aufgenäht werden.

Größe

Die Größe eines Deckchens, sowie die Länge und Breite einer Spitze werden nicht nur durch die Anzahl der Maschen und Reihen, sondern auch durch die Stärke des Garnes und der gewählten Nadel bestimmt. Leicht lässt sich durch die Wahl der Garn- und Nadelstärke die Größe aber auch die Wirkung einer Spitze verändern. Den Mustersatz einer geraden Spitze können Sie beliebig oft wiederholen.

Spannen

Damit die Schönheit der Häkelspitzen voll zur Geltung kommt, sollten Sie diese nach Fertigstellung leicht stärken und spannen. Als Unterlage kann eine starke Filzmatte oder Styrodurplatte dienen, welche mit einem sauberen Tuch abgedeckt wird. Außerdem benötigen Sie ein Maßband und größere, nicht rostende Stecknadeln. Fixieren Sie runde und ovale Deckchen zuerst in der Mitte mit einer Stecknadel. In dem gewünschten Abstand zur Mitte spannen Sie nach und nach den Rand mittels weiterer Stecknadeln. Bei Quadrat-, Rechteckdeckchen und Spitzen fixieren Sie zuerst die Ecken in den gewünschten Abständen und danach die Mitte der Seiten. Die Zwischenräume ziehen Sie nun nacheinander und Seite für Seite auf Maß und spannen sie mit Hilfe von weiteren Stecknadeln. Mitunter müssen die Ränder noch einmal korrigiert werden. Achten Sie beim Spannen darauf, dass Sie Bogen- oder Zackenabschlüsse gut und möglichst gleichmäßig herausarbeiten. Mit im Handel erhältlichen Spannunterlagen erzielen Sie auch gute Ergebnisse, da das aufgezeichnete Zentimeterraster und unterschiedliche Formen mit Maßangaben, das Spannen erleichtern.

Häkeln

Gehäkelt wird nach Zählmustern oder Häkelschriften, in Reihen oder in Runden, welche von unten nach oben gelesen werden. Gerade Häkelteile, Spitzen, Einsätze, Deckchen, Läufer usw. beginnt man mit einer Luftmaschenkette. Nach jeder Reihe wird die Arbeit gewendet. Das erste Stäbchen einer neuen Reihe wird durch 3 Luftmaschen ersetzt.

Um den Filetspitzen ihr besonderes Aussehen zu geben, müssen oft Filetkästchen zu und abgenommen werden. Die verschiedenen Möglichkeiten dazu sollen Ihnen die folgenden Zeichnungen veranschaulichen: Die Zeichnungen 1 und 2 zeigen das Abnehmen am Anfang einer Reihe mit Kettmaschen über dem Filetkästchen. Am Ende einer Reihe häkelt man bis zu der im Zählmuster angegebenen Stelle.

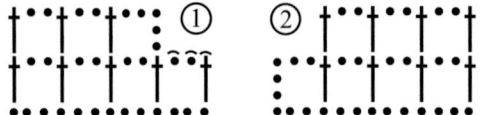

Die Zeichnungen 3 und 4 zeigen eine weitere Möglichkeit der Abnahme. Bei einem leeren Kästchen häkelt man 1 dreifaches Stäbchen, anschließend die Wendeluftmaschen für die neue Reihe. 3 Stäbchen, welche nacheinander abgemascht werden, ersetzen ein gefülltes Kästchen.

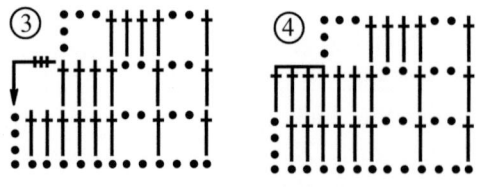

Auf den Zeichnungen 5 und 6 ist zu sehen, wie am Anfang einer Reihe ein Filetkästchen zugenommen wird. 8 Luftmaschen bilden das neue leere Kästchen und 3 Luftmaschen, 3 Wendeluftmaschen und 2 Stäbchen das gefüllte Kästchen.

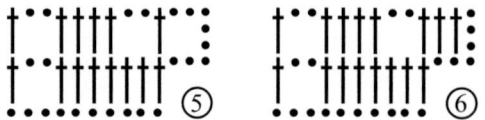

Auf den Zeichnungen 7 und 8 sehen Sie die Zunahme am Ende einer Reihe. Für das leere Kästchen werden 2 Luftmaschen und ein dreifaches Stäbchen, in den „Fuß" des vorangegangenen Stäbchens gehäkelt. 3 Doppelstäbchen, wobei jedes Stäbchen in den „Fuß" des Vorgängers gehäkelt wird, bilden das gefüllte Kästchen.

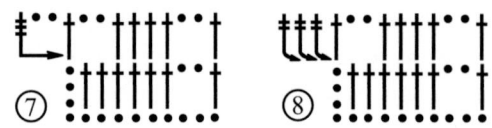

Die Zu- und Abnahmen sind auch wichtig für die Eckbildung von Spitzen, welche den Rand eines Quadrates oder Rechteckes aus Stoff zieren sollen. Um einen Winkel von 90° zu erreichen, wird zuerst je Reihe ein Filetkästchen bis zur Spitze abgenommen. Dann wird die Arbeit um 90° gedreht und in jeder Reihe ein Filetkästchen zugenommen. Abweichende Arbeitsweisen sind in den Zählmustern gekennzeichnet.

Stoffdeckchen mit Lochrand umhäkelt man mit einer Runde fester Maschen, wobei mitunter aus einem Loch mehrere Maschen herausgehäkelt werden, um die benötigte Anzahl der Maschen zu erreichen.

Beginnt man eine Arbeit in der Mitte und häkelt in Runden, werden eine Anzahl von Luftmaschen mit einer Kettmasche zum Kreis
geschlossen. Das erste Stäbchen jeder neuen
Runde wird durch 3 Luftmaschen ersetzt. Es
bleibt ein Loch in der Mitte.

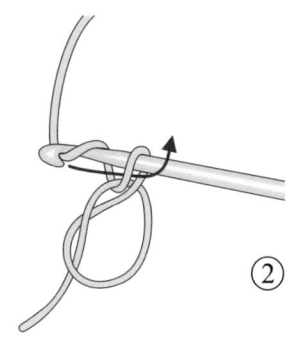

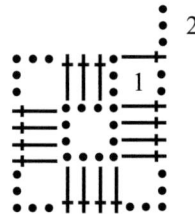 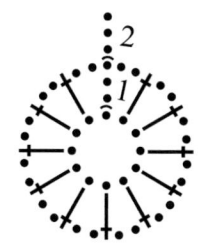

Der Anschlag über einen Fadenring ist eine
weitere Möglichkeit. Die Zeichnungen 1 bis
4 zeigen die einzelnen Arbeitsschritte. Aus
dem Fadenende legt man zwischen Daumen
und Zeigefinger der linken Hand einen Ring.
Mit der Häkelnadel in der rechten Hand zieht
man den Faden durch den Ring zur Schlinge
und häkelt eine Luftmasche, holt erneut eine
Schlinge und häkelt eine feste Masche. Die-
sen Vorgang wiederholt man, bis sich die benötigte Anzahl von festen Maschen auf dem
Fadenring befindet. Mit einer Kettmasche in
die erste feste Masche schließt man den Kreis.
Der Anfangsfaden bleibt beweglich und kann
nach Bedarf zusammengezogen werden.

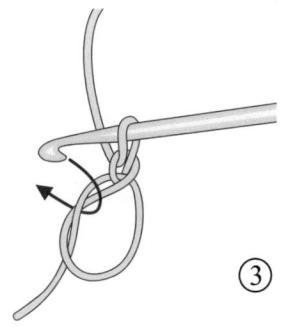

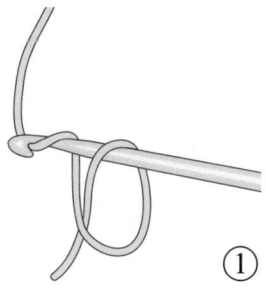

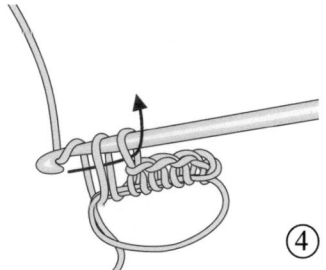

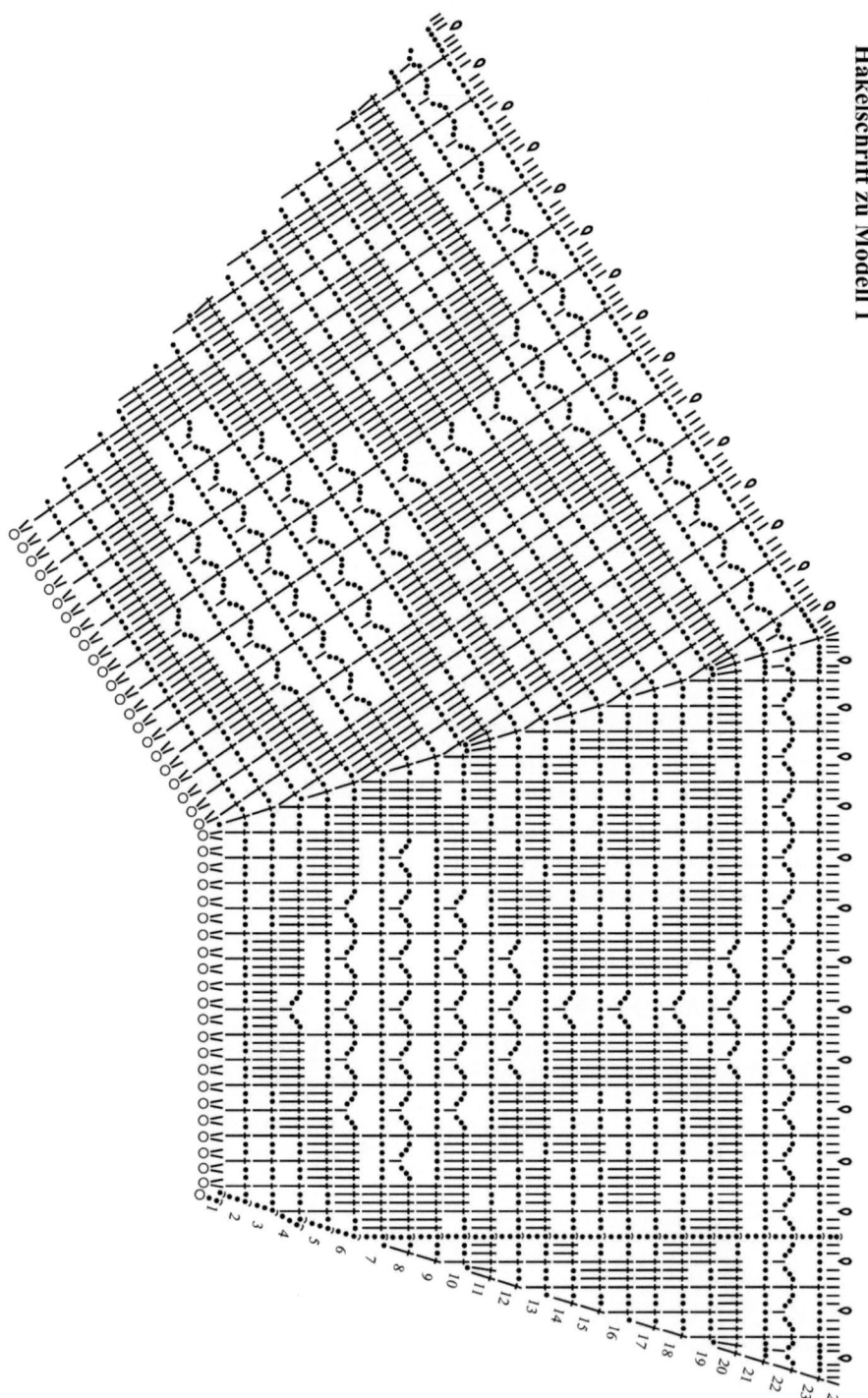

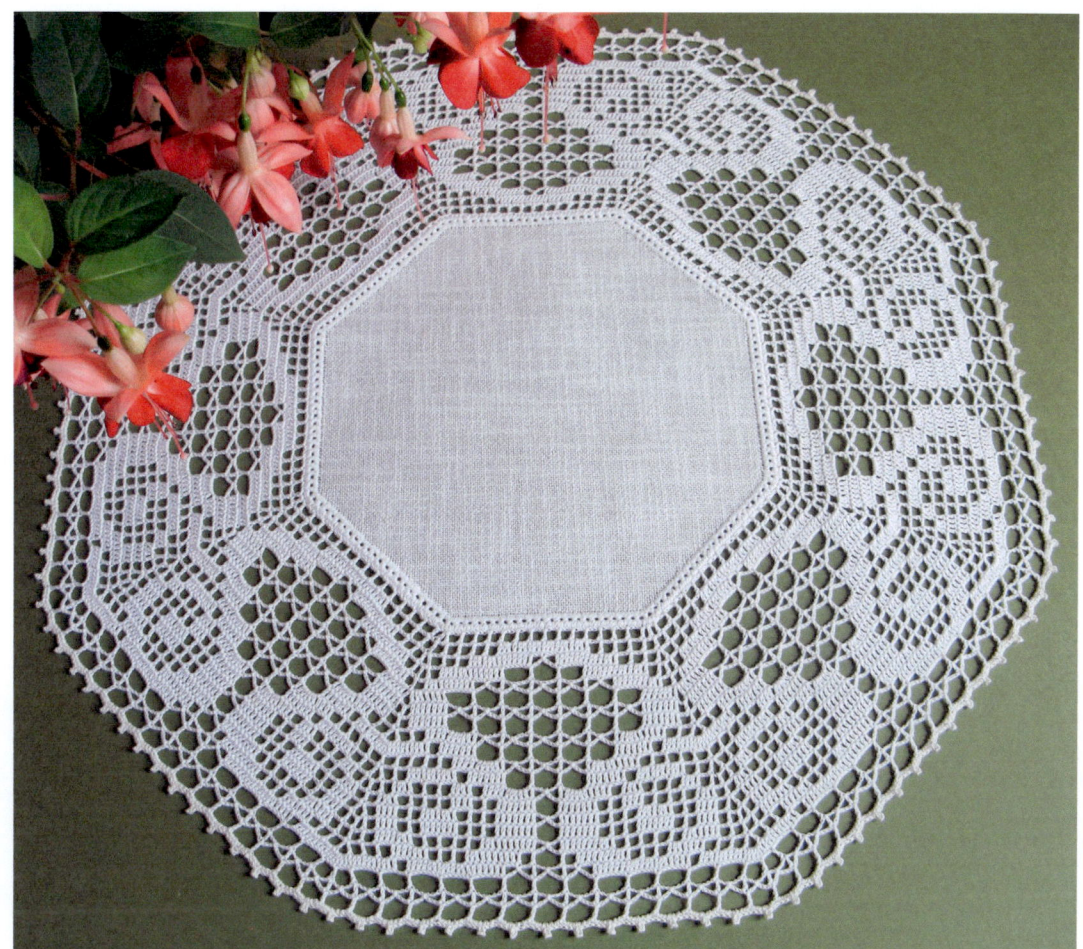

Modell 1

Größe: Ca. 42 cm Ø, Spitze ca. 11,5 cm breit

Material: 1 weißes oder andersfarbiges Lochrand-deckchen (Achteck), ca. 19 cm Ø/ 22 Löcher je Seite, ca. 50 g Baumwollhäkelgarn Nr. 20 in einer passenden Farbe, Häkelnadel Nr.1 bis 1,25

Ausführung: Wenn nötig den überstehenden Stoff außerhalb des Lochrandes abschneiden. In der ersten Runde das Deckchen mit festen Maschen versäubern und gleichzeitig die benötigte Anzahl von Maschen heraushäkeln.

Das sind je Seite des Achtecks 44 feste Maschen plus eine Luftmasche. Nach den Angaben der Häkelschrift das Muster einteilen und weiterarbeiten.

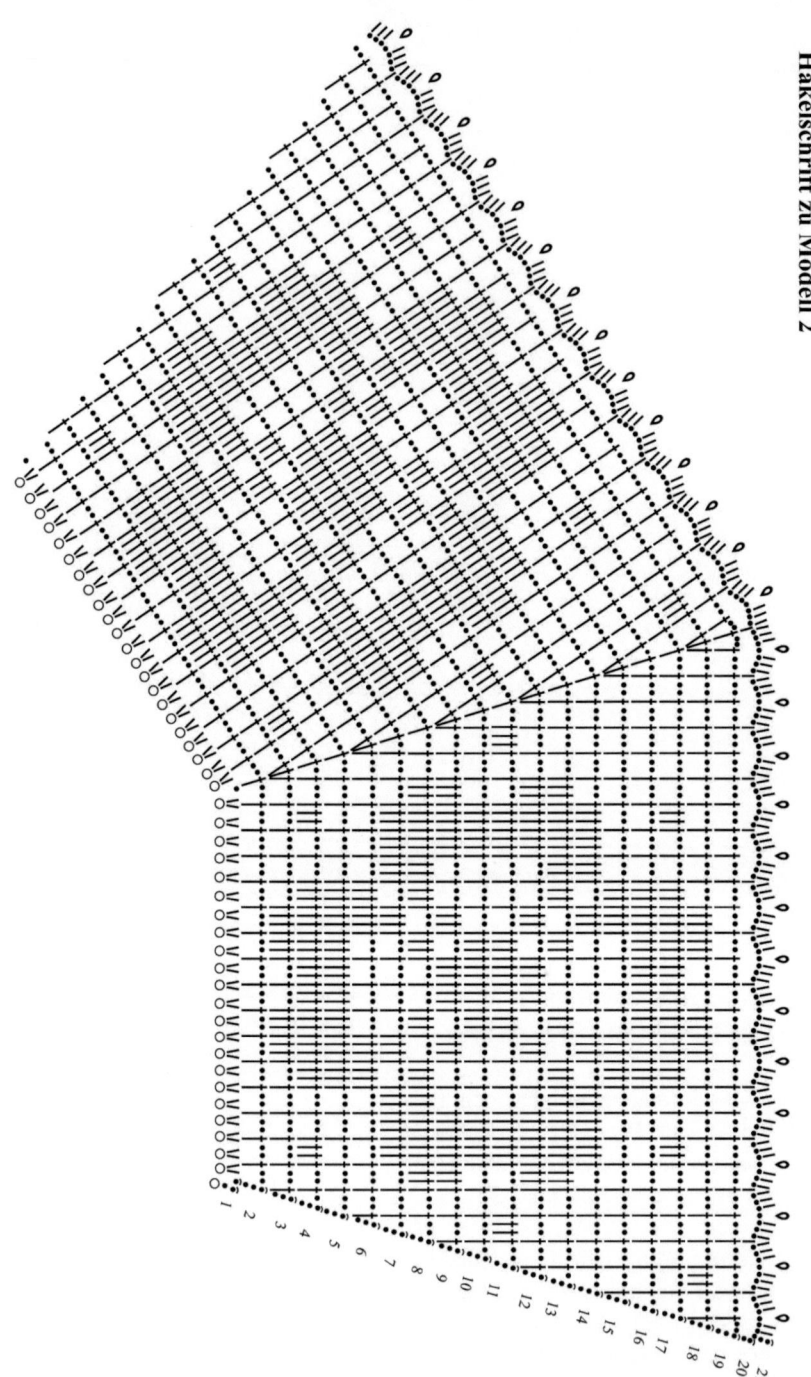

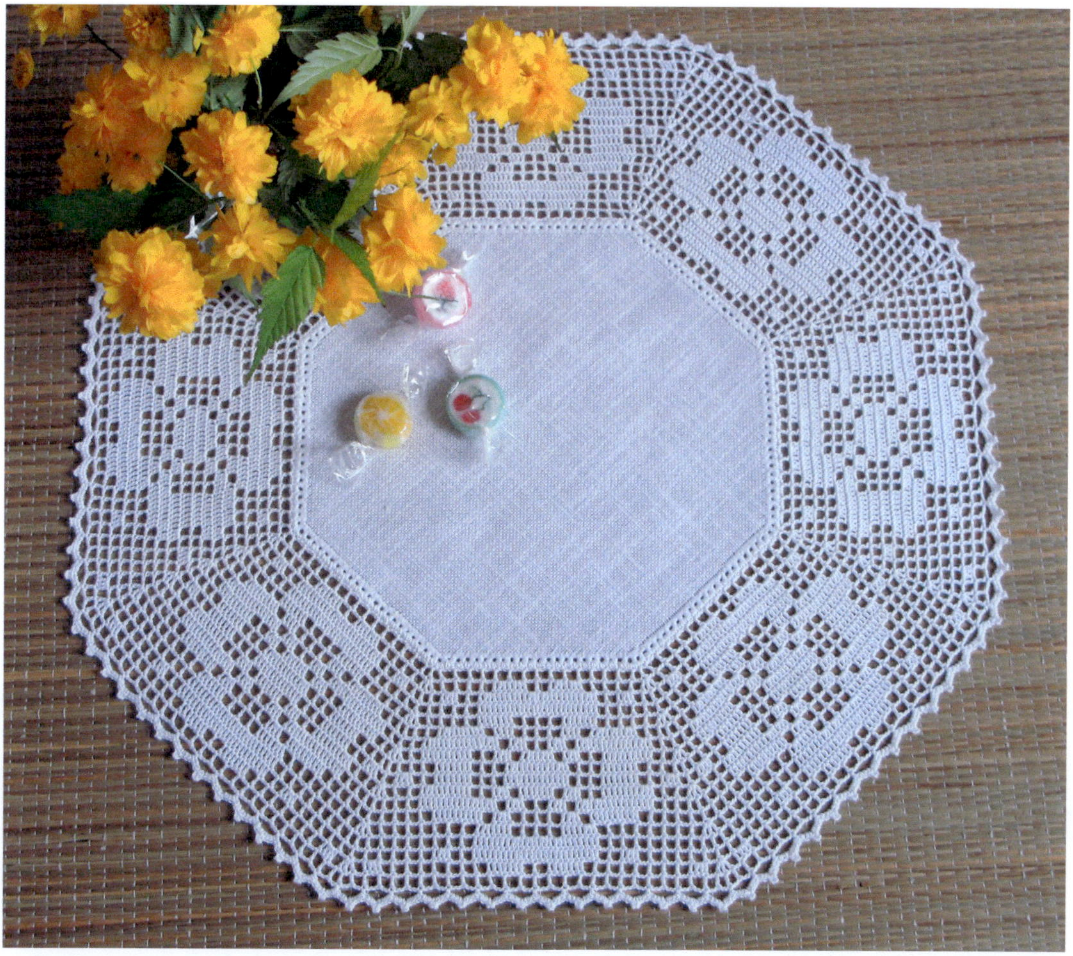

Modell 2

Größe: Ca. 37 cm Ø, Spitze ca. 9 cm breit

Material: 1 weißes oder andersfarbiges Lochrand-deckchen (Achteck), ca. 19 cm Ø/ 22 Löcher je Seite, ca. 50 g Baumwollhäkelgarn Nr. 20 in einer passenden Farbe, Häkelnadel Nr.1 bis 1,25

Ausführung: Wenn nötig den überstehenden Stoff außerhalb des Lochrandes abschneiden. In der ersten Runde das Deckchen mit festen Maschen versäubern und gleichzeitig die benötigte Anzahl von Maschen heraushäkeln. Das sind je Seite des Achtecks 44 feste Maschen plus eine Luftmasche. Nach den Angaben der Häkelschrift das Muster einteilen und weiterarbeiten.

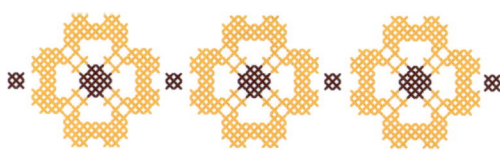

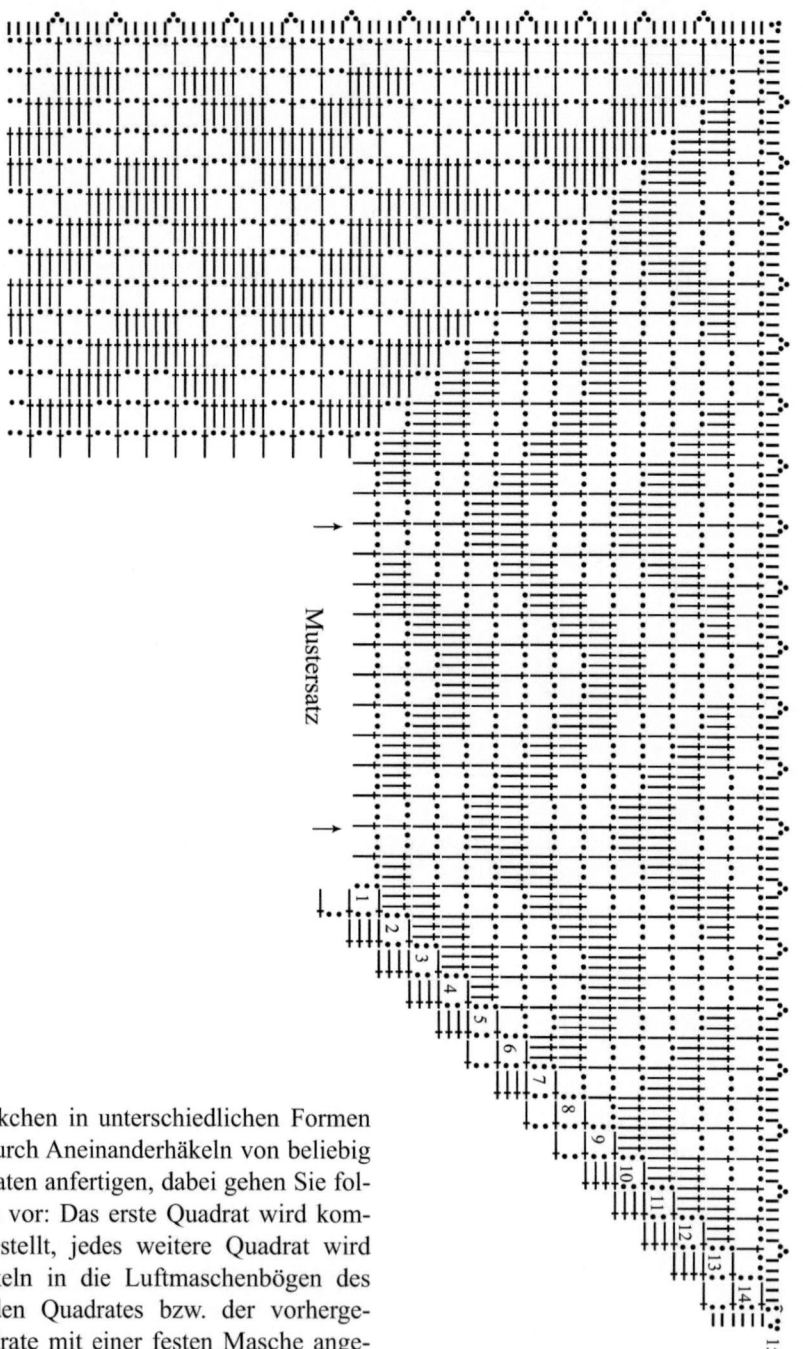

Mustersatz

Größere Deckchen in unterschiedlichen Formen
lassen sich durch Aneinanderhäkeln von beliebig
vielen Quadraten anfertigen, dabei gehen Sie folgendermaßen vor: Das erste Quadrat wird komplett fertiggestellt, jedes weitere Quadrat wird
beim Umhäkeln in die Luftmaschenbögen des
vorhergehenden Quadrates bzw. der vorhergehenden Quadrate mit einer festen Masche angehäkelt.

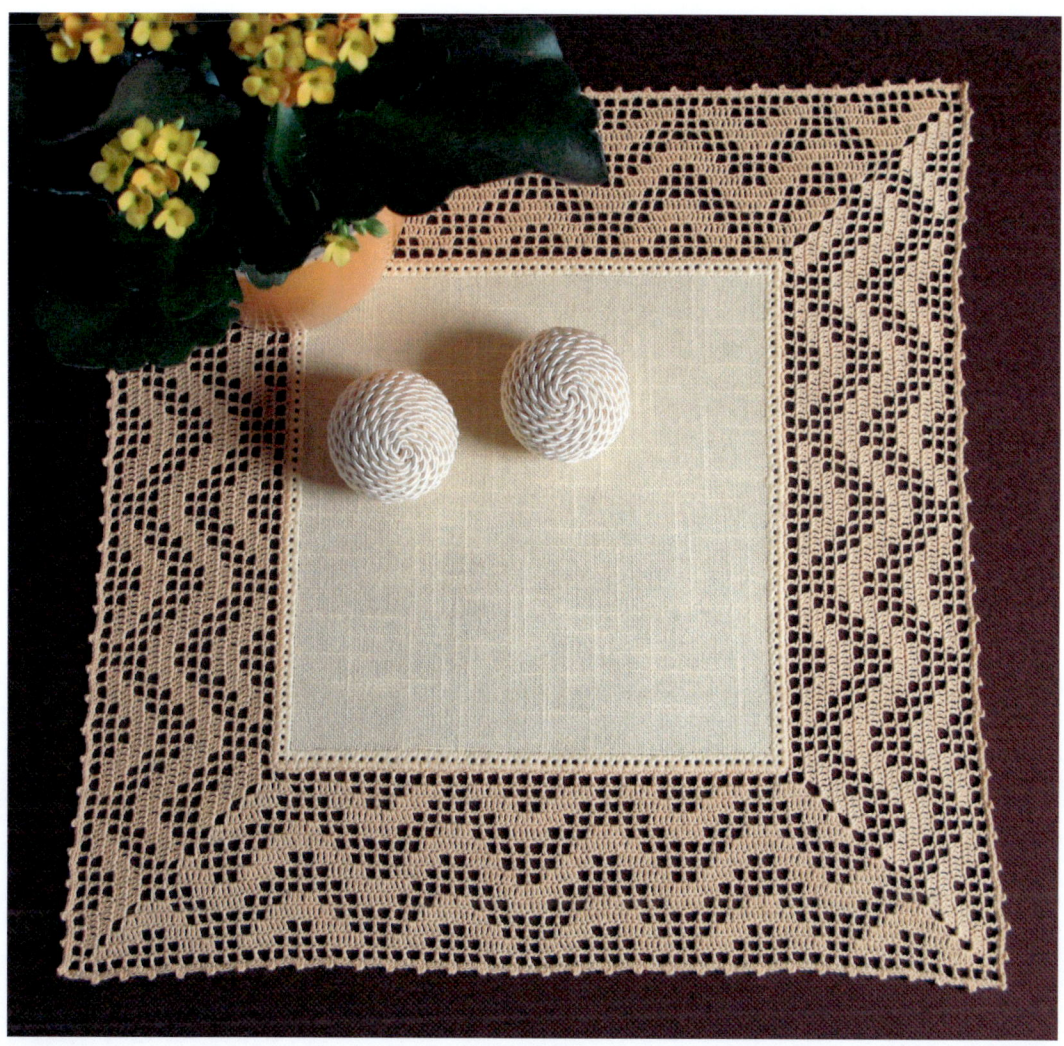

Modell 3

Größe: Ca. 33 x 33 cm, Spitze ca. 7 cm breit

Material: 1 gelbes oder andersfarbiges Lochrand-deckchen, ca. 19 x 19 cm/ 49 Löcher je Seite, ca. 50 g Baumwollhäkelgarn Nr. 20 in einer passenden Farbe, Häkelnadel Nr.1 bis 1,25

Ausführung: Wenn nötig den überstehenden Stoff außerhalb des Lochrandes abschneiden. In der ersten Runde das Deckchen mit festen Maschen versäubern und gleichzeitig die benötigte Anzahl von Maschen heraushäkeln. Das sind je Seite 103 feste Maschen. Nach den Angaben der Häkelschrift das Muster einteilen und weiterarbeiten. Je Seite den Mustersatz dreimal häkeln.

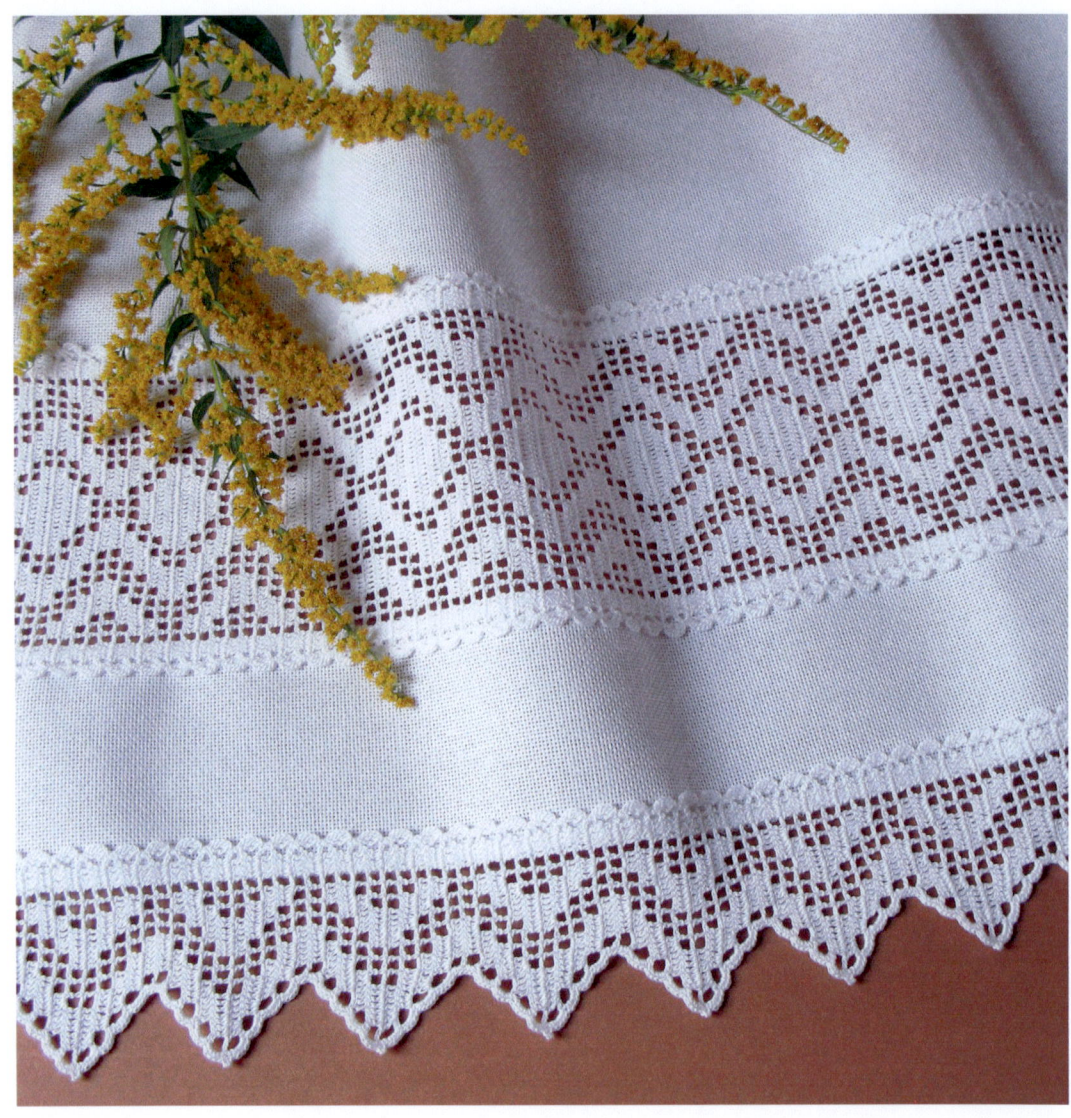

Modell 4 - 5

Spitzeneinsatz: Cà. 11 cm breit, beliebig lang

Spitze: Ca. 6 cm breit, beliebig lang

Material: Für 50 cm Spitze und 50 cm Spitzen-einsatz ca. 50 g weißes Baumwollhäkelgarn Nr. 30, Häkelnadel Nr.1 bis 1,25

Ausführung Modell 4 Einsatz: Mit 79 Luftma-schen plus 5 Luftmaschen für den ersten Bogen nach den Angaben der Häkelschrift bei A begin-nen und weiterarbeiten. Den Mustersatz wieder-holen, bis die gewünschte Länge erreicht ist. Die schmalen Seiten mit festen Maschen umhäkeln. Die Längsseiten nach den Angaben der Häkel-schrift umhäkeln, dazu bei B beginnen.

16

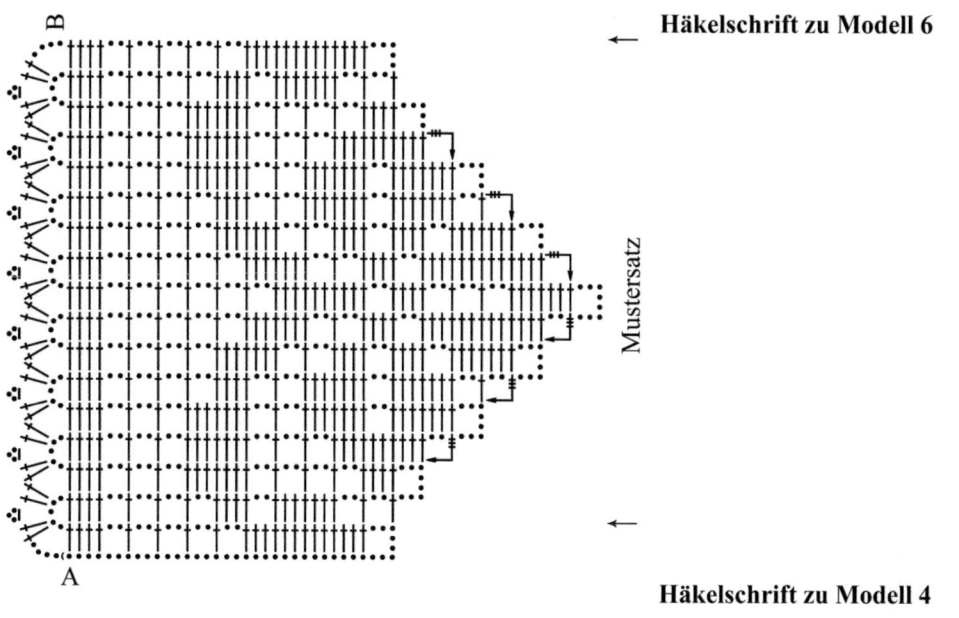

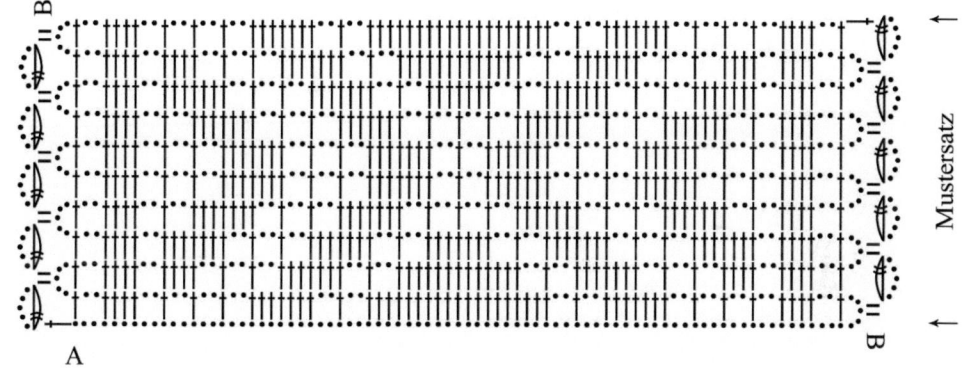

Häkelschrift zu Modell 5

Ausführung Modell 5 Spitze: Mit 28 Luftmaschen plus 3 Wendeluftmaschen nach den Angaben der Häkelschrift bei A beginnen und weiterarbeiten. Den Mustersatz wiederholen, bis die gewünschte Länge erreicht ist. Die schmalen Seiten und den Zackenrand mit festen Maschen umhäkeln. Dabei an jeder Zackenspitze zusätzlich ein Picot arbeiten. Die Längsseite nach den Angaben der Häkelschrift umhäkeln, dazu bei B beginnen.

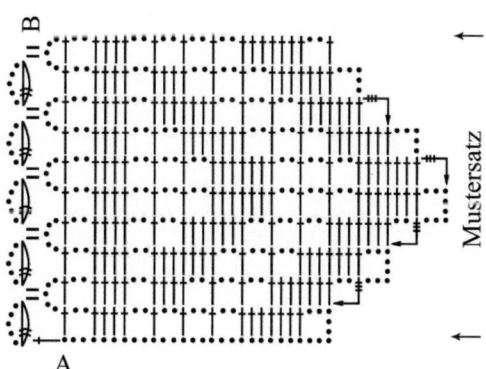

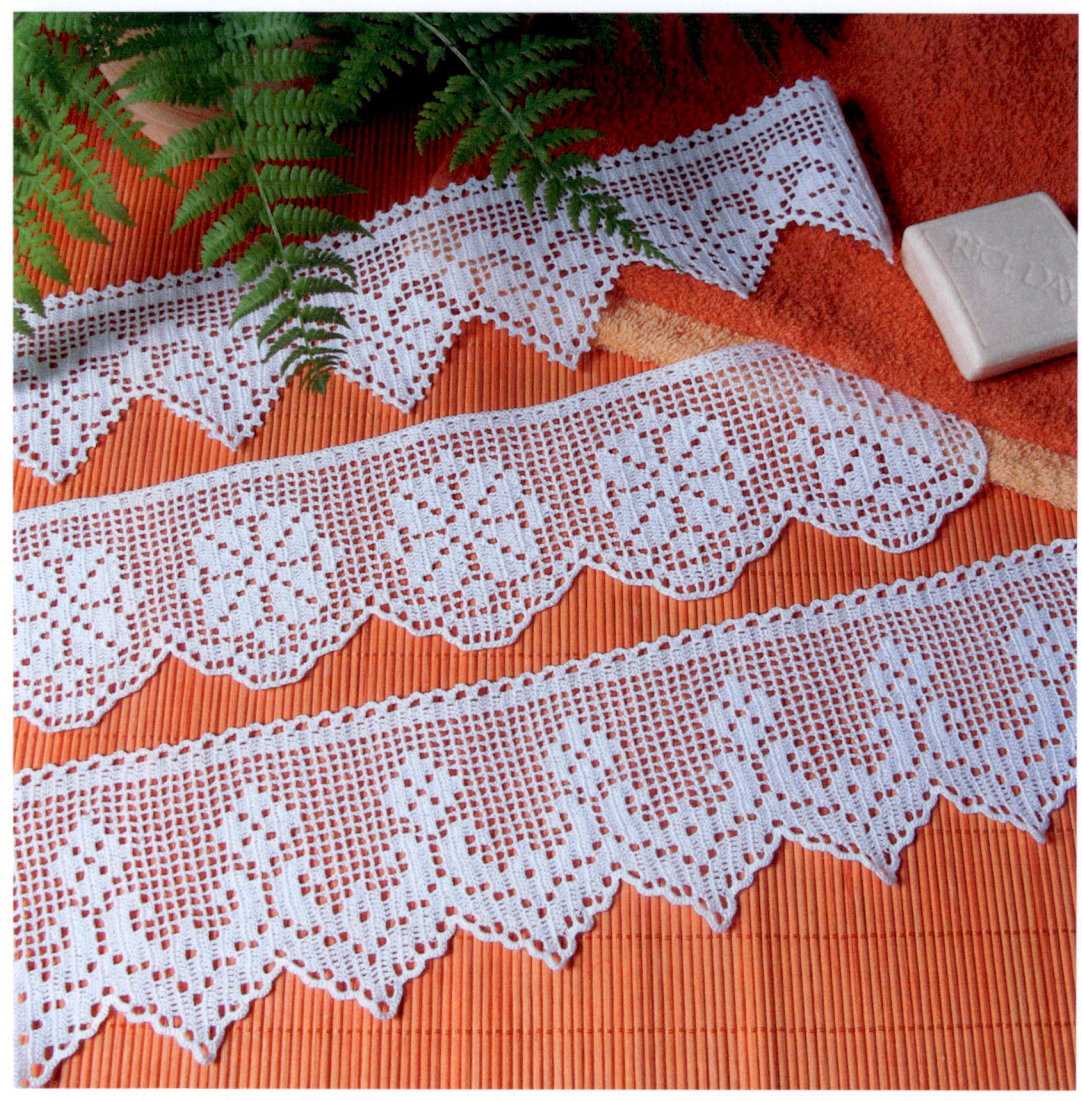

Modell 6 - 8

Spitzen: Ca. 8 cm, 8,5 cm und 10 cm breit, beliebig lang

Material: Für je 50 cm Spitze ca. 20 g weißes Baumwollhäkelgarn Nr. 40, Häkelnadel Nr. 1

Ausführung Modell 6: Nach der Häkelschrift auf Seite 17 mit 34 Luftmaschen plus 3 Wendeluftmaschen bei A beginnen und weiterarbeiten. Den Mustersatz wiederholen, bis die gewünschte Länge erreicht ist. Die schmalen Seiten mit festen Maschen und den Zackenrand mit festen Maschen und zusätzlichen Picots umhäkeln. Die Längsseite nach den Angaben der Häkelschrift umhäkeln, dazu bei B beginnen.

Ausführung Modell 7: Mit 49 Luftmaschen plus 3 Wendeluftmaschen nach den Angaben der Häkelschrift bei A beginnen und weiterarbeiten. Den Mustersatz wiederholen, bis die gewünschte Länge erreicht ist. Alle Seiten der fertigen Spitze mit festen Maschen umhäkeln.

Häkelschrift zu Modell 7

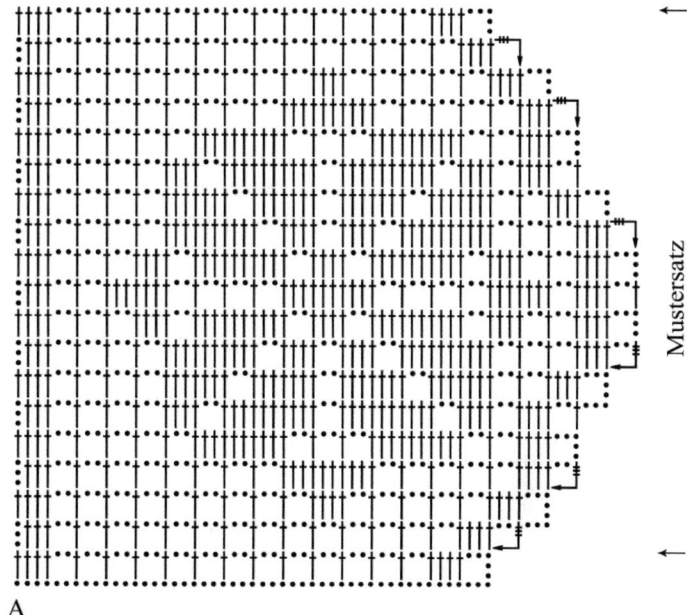

A

Mustersatz

Häkelschrift zu Modell 8

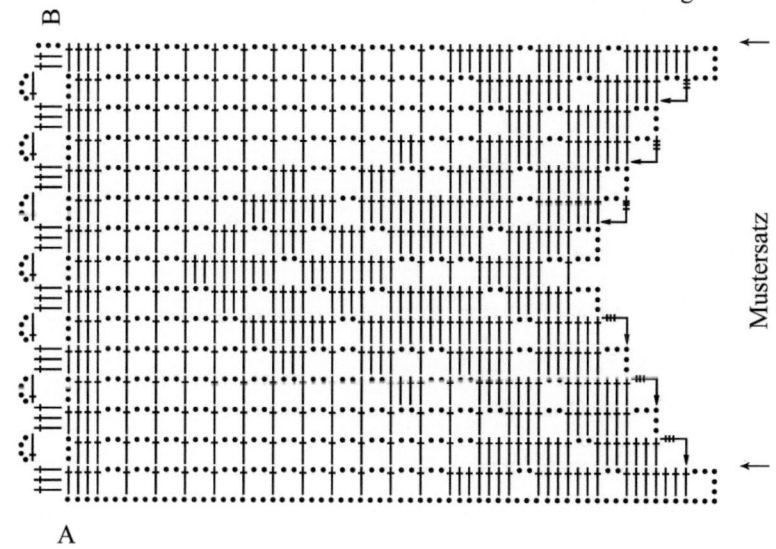

B

A

Mustersatz

Ausführung Modell 8: Nach den Angaben der Häkelschrift mit 67 Luftmaschen plus 3 Wendeluftmaschen bei A beginnen und weiterarbeiten.

Den Mustersatz wiederholen, bis die gewünschte Länge erreicht ist. Die schmalen Seiten und den Zackenrand mit festen Maschen umhäkeln. Die Längsseite nach den Angaben der Häkelschrift umhäkeln, dazu bei B beginnen.

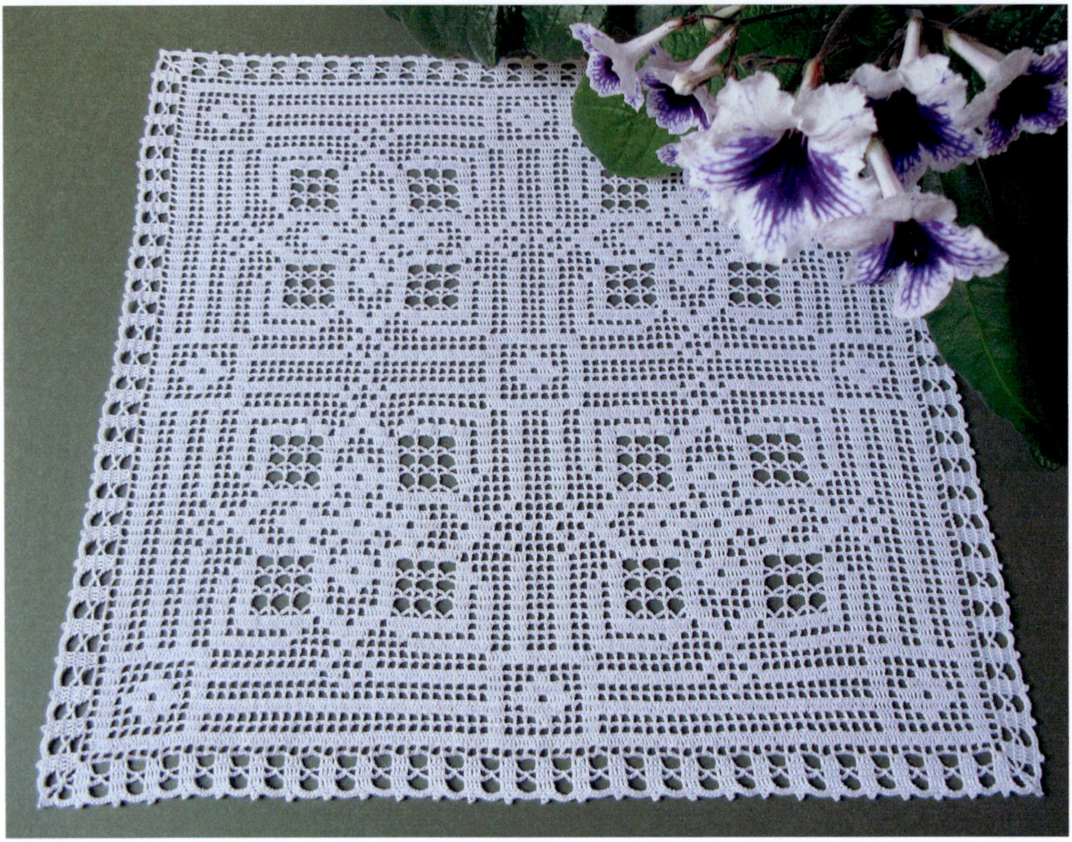

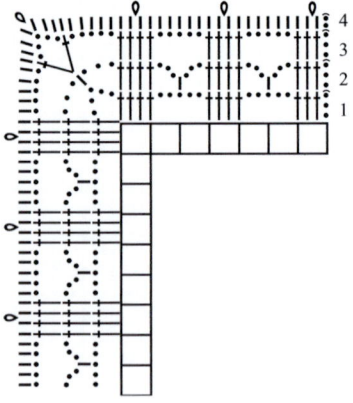

Modell 9

Größe: Ca. 41 x 41 cm

Material: Ca.100 g weißes Baumwollhäkelgarn Nr. 20, Häkelnadel Nr. 1 bis 1,25

Ausführung: Nach dem Zählmuster mit 238 Luftmaschen plus 3 Wendeluftmaschen beginnen und weiterarbeiten. Den Mustersatz zweimal hintereinander häkeln. Die Randspitze nach der Häkelschrift und in Runden arbeiten.

Dieses Deckchen können Sie um beliebig viele Mustersätze in Länge und Breite erweitern. Den Mustersatz der Randspitze müssen Sie entsprechend anpassen, erweitern, oder auch einen anderen Abschluß wählen.

Häkelschrift zu Modell 9

20

Zählmuster zu Modell 9

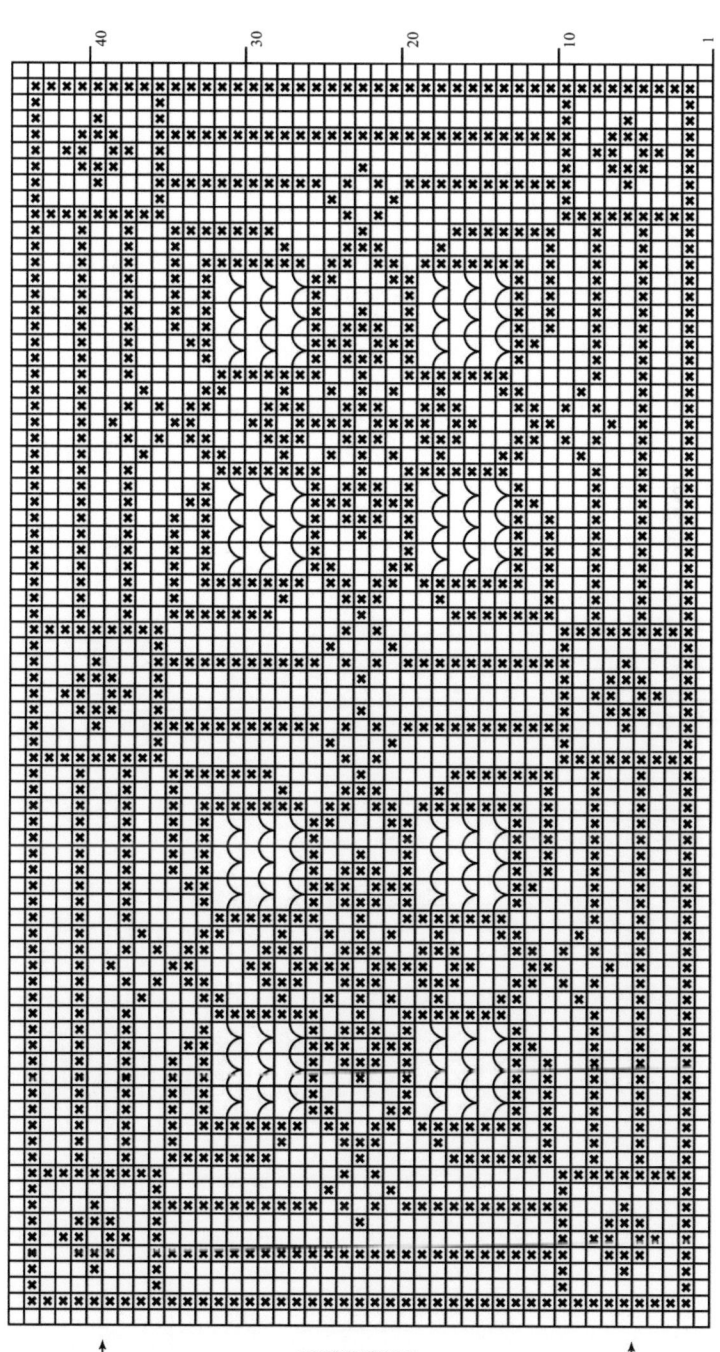

Mustersatz

Häkelschrift 2 zu Modell 12

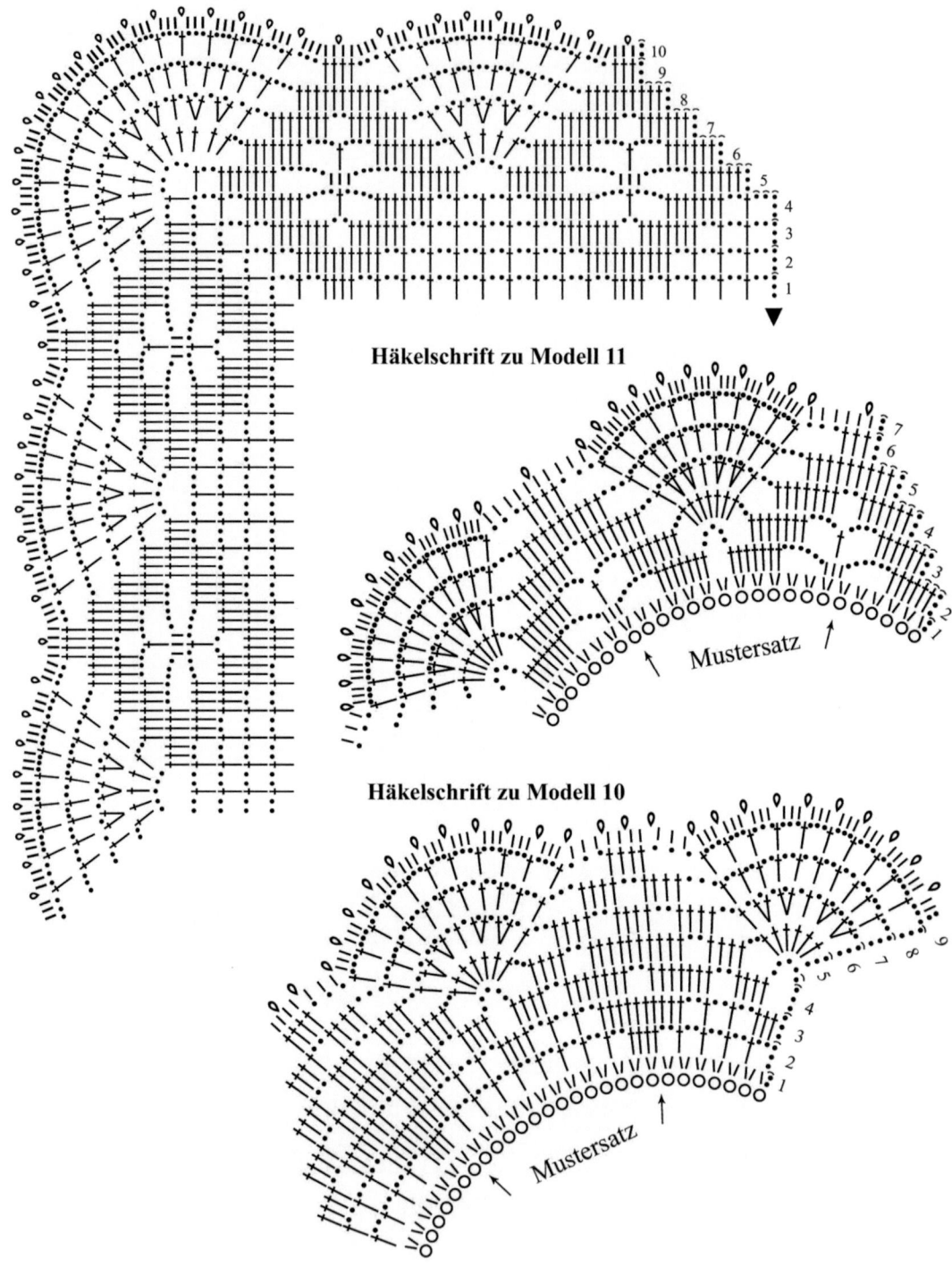

Häkelschrift zu Modell 11

Mustersatz

Häkelschrift zu Modell 10

Mustersatz

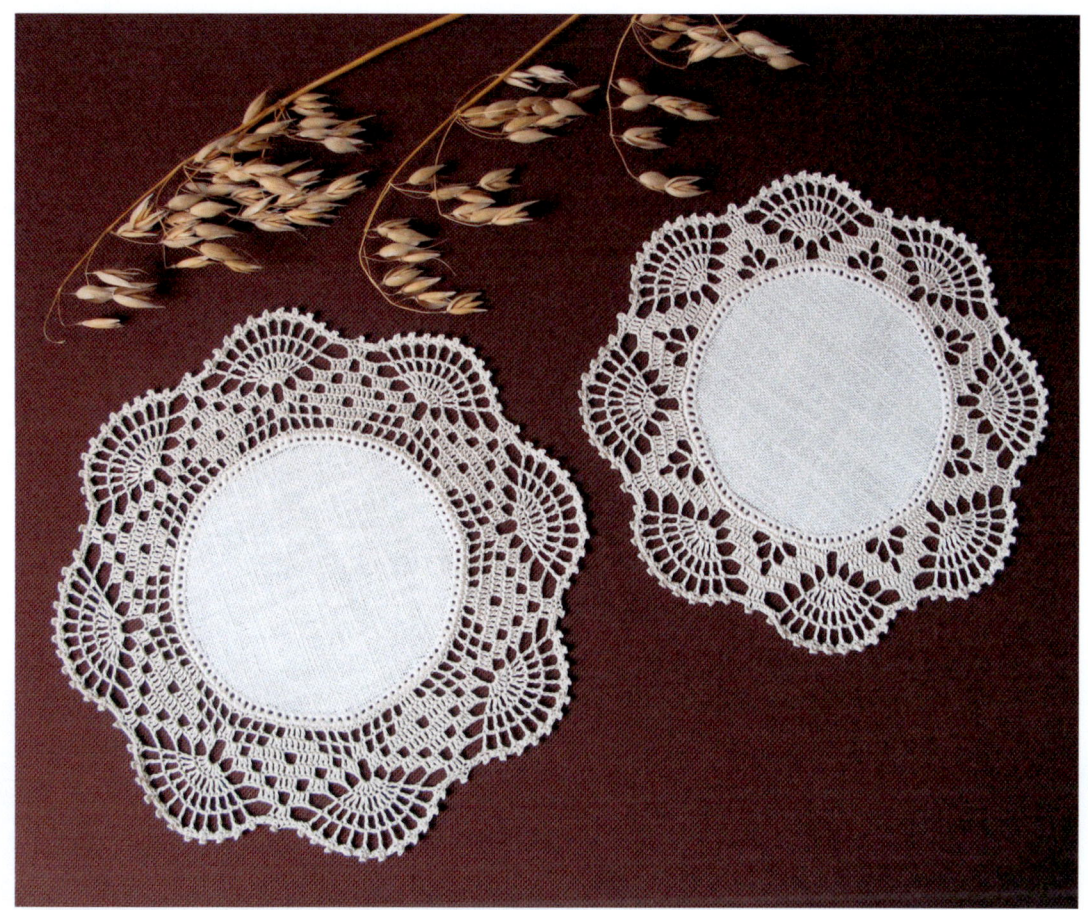

Modell 10 - 11

Größe Modell 10: Ca. 20 cm Ø, Spitze ca. 4 cm breit

Größe Modell 11: Ca. 21 cm Ø, Spitze ca. 4,5 cm breit

Material: Je 1 natur- oder andersfarbiges Lochranddeckchen, ca. 12 cm Ø/ 104 Löcher, ca. 50 g Baumwollhäkelgarn Nr. 20 in einer passenden Farbe, Häkelnadel Nr. 1 bis 1,25

Ausführung Modell 10 und 11: Wenn nötig den überstehenden Stoff außerhalb des Lochrandes abschneiden. Das Deckchen versäubern, dabei in jedes Loch des Stoffrandes 2 feste Maschen häkeln. Anschließend nach den Angaben der dem Modell entsprechenden Häkelschrift das Muster einteilen und anpassen, so dass Sie den Mustersatz achtmal in der Runde häkeln.

Mustersatz

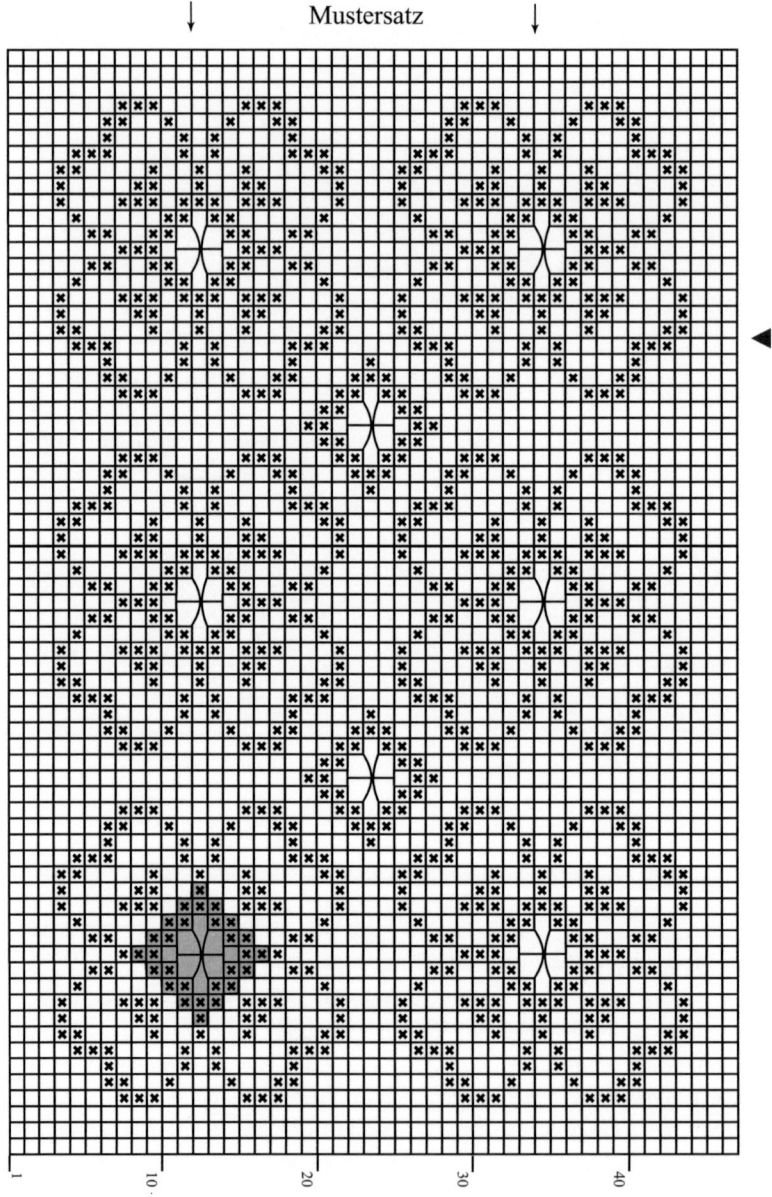

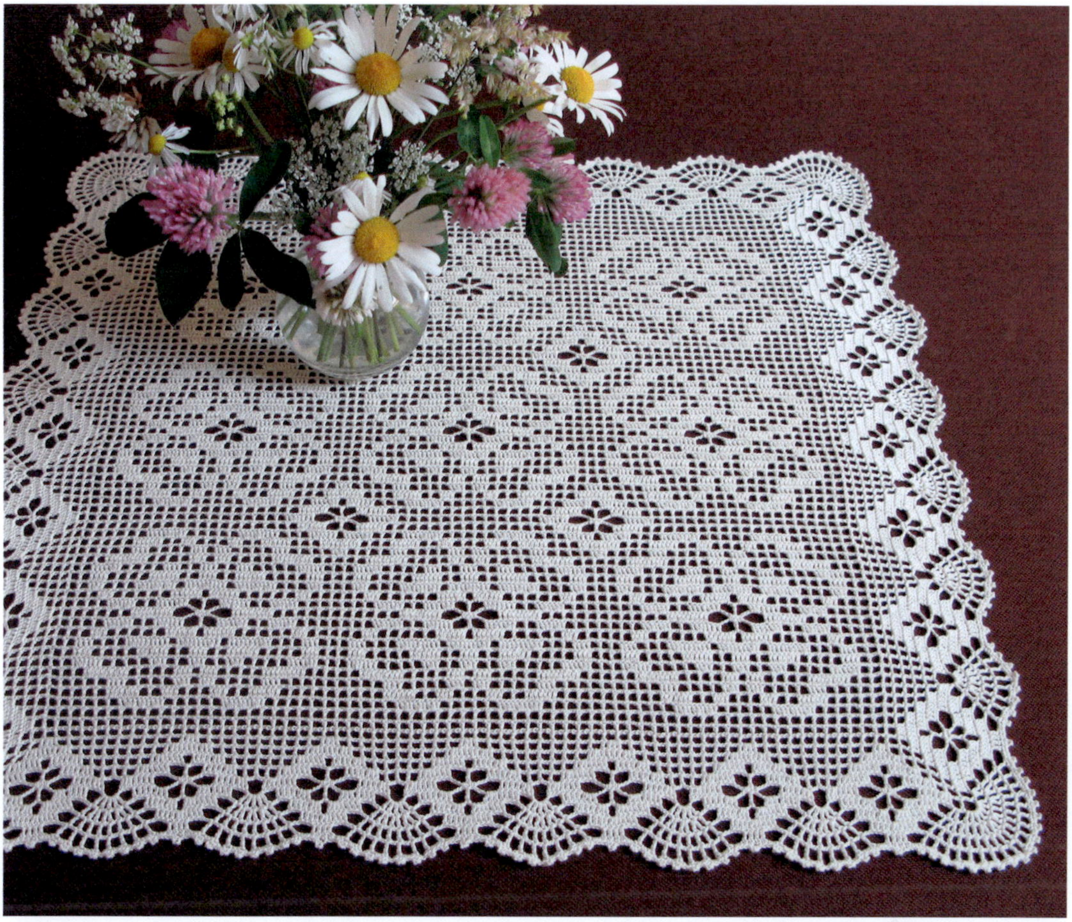

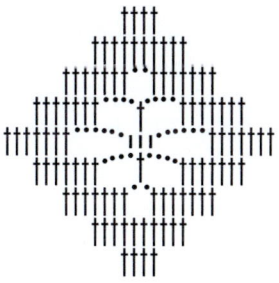

Modell 12

Größe: Ca. 45 x 45 cm

Material: Ca. 100 g naturfarbenes Baumwollhäkelgarn Nr. 20, Häkelnadel Nr. 1 bis 1,25

Ausführung: Nach dem Zählmuster mit 208 Luftmaschen plus 3 Wendeluftmaschen beginnen und weiterarbeiten. Das Füllmuster, in der Zählvorlage grau unterlegt, nach der Häkelschrift 1 arbeiten. Den Mustersatz zweimal hintereinander häkeln. Abschließend die Randspitze nach der Häkelschrift 2 auf Seite 22 in Runden arbeiten.

Häkelschrift 1 zu Modell 12

Dieses Deckchen können Sie um beliebig viele Mustersätze in Länge und Breite erweitern.

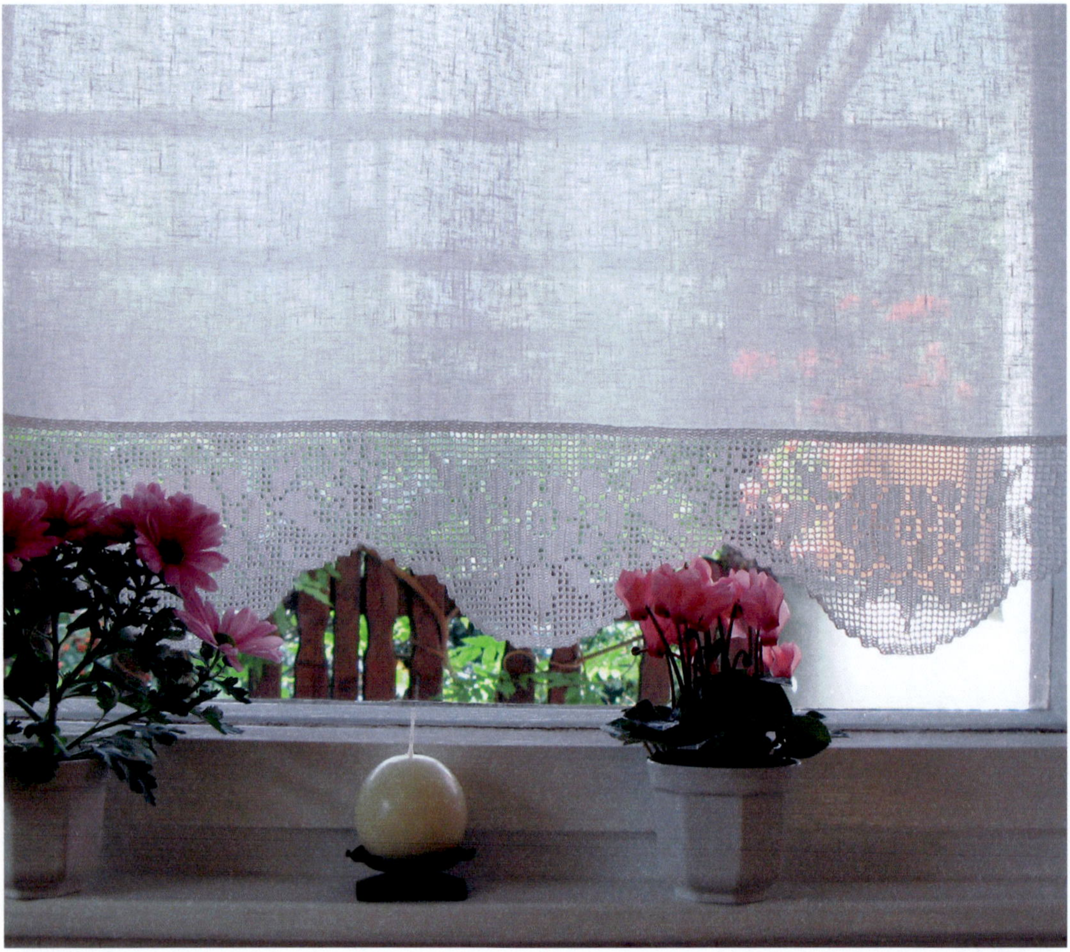

Modell 13

Spitze: Ca. 13 cm breit, beliebig lang

Material: Für 1m Spitze ca. 50 g weißes Baum-wollhäkelgarn Nr. 30, Häkelnadel Nr. 1 bis 1,25

Ausführung: Nach dem Zählmuster auf Seite 28 mit 49 Luftmaschen plus 3 Wendeluftmaschen beginnen und weiterarbeiten. Den Mustersatz wiederholen, bis die gewünschte Länge erreicht ist.

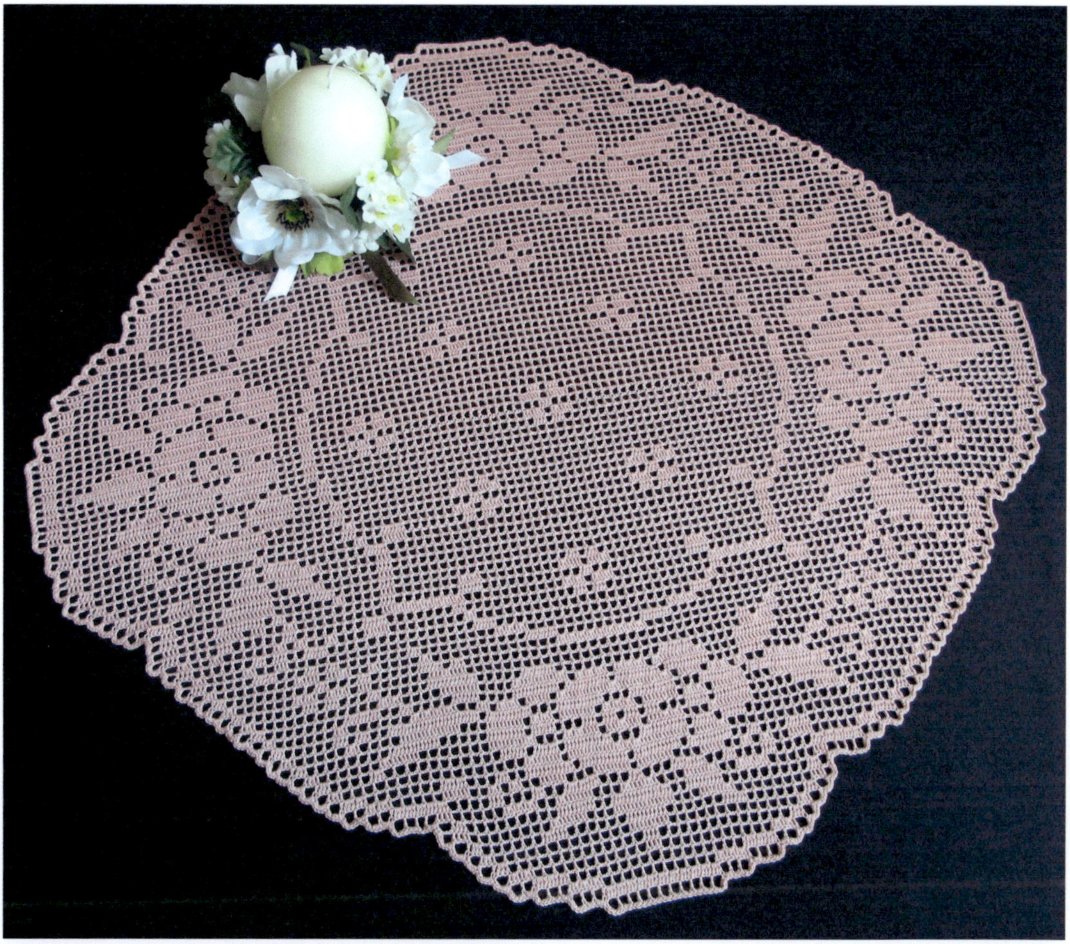

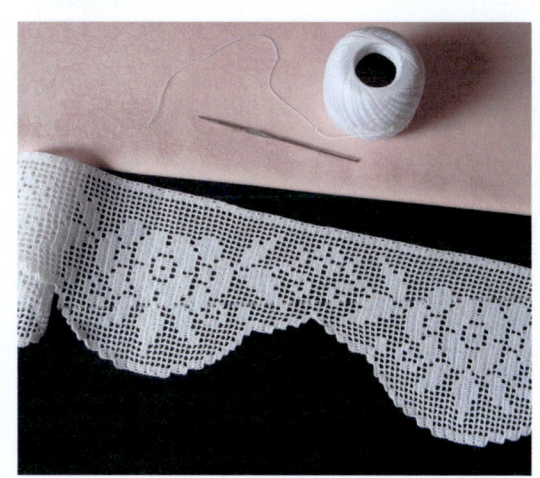

Modell 14

Größe: Ca. 50 cm Ø

Material: Ca. 100 g rosafarbenes Baumwollhäkelgarn Nr. 20, Häkelnadel Nr. 1 bis 1,25

Ausführung: Nach dem Zählmuster auf Seite 28/29 mit 322 Luftmaschen plus 3 Wendeluftmaschen bei A beginnen und die erste Hälfte des Deckchens häkeln. Danach die Arbeit um 180° drehen. Nach dem Zählmuster bei B den Faden neu anschlingen und die zweite Hälfte des Deckchens häkeln. Das fertige Deckchen mit festen Maschen umhäkeln.

Zählmuster zu Modell 13

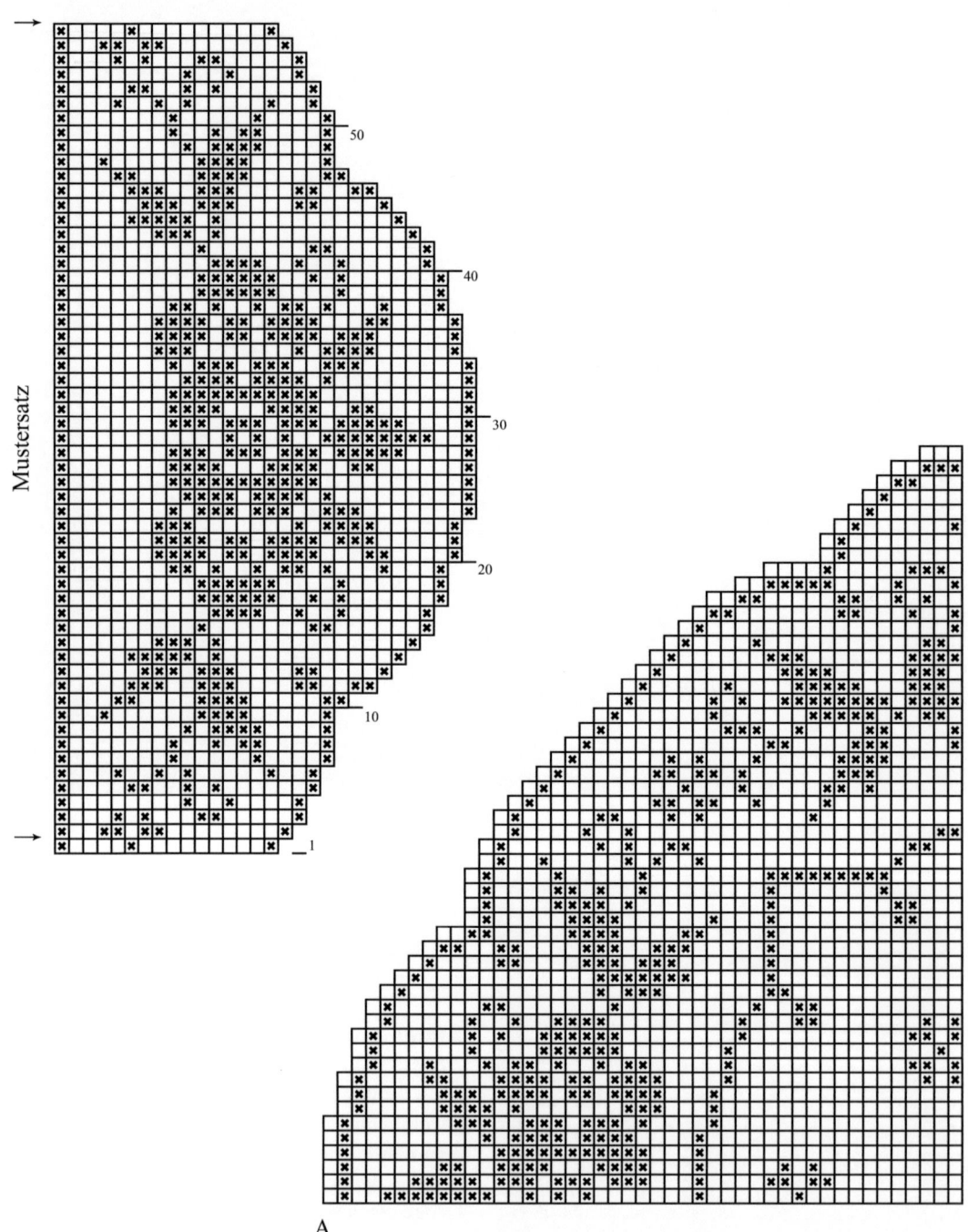

Mustersatz

A

Zählmuster zu Modell 14

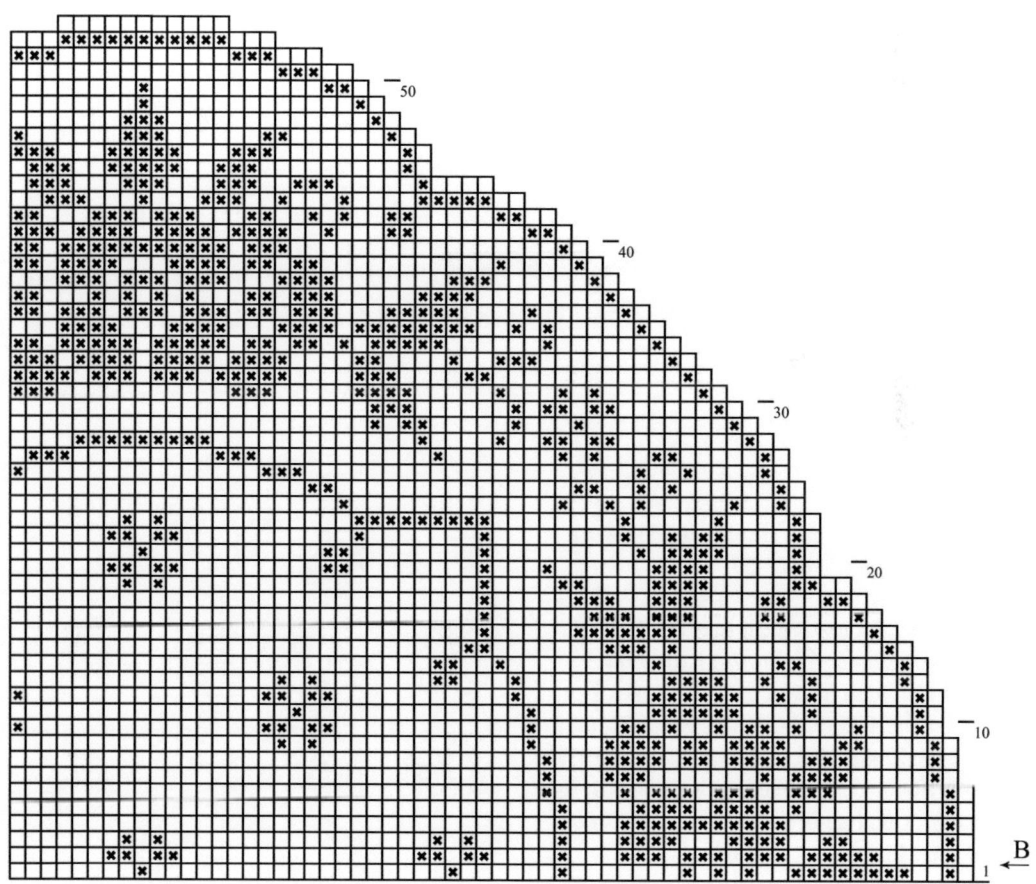

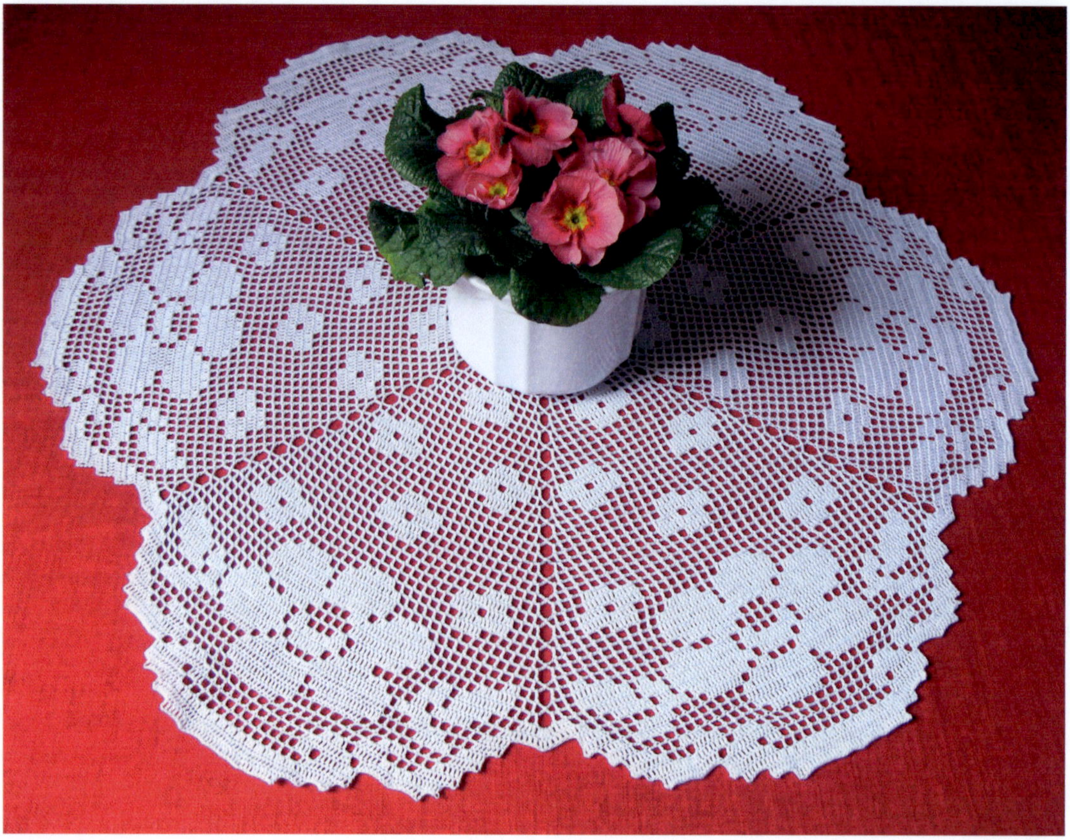

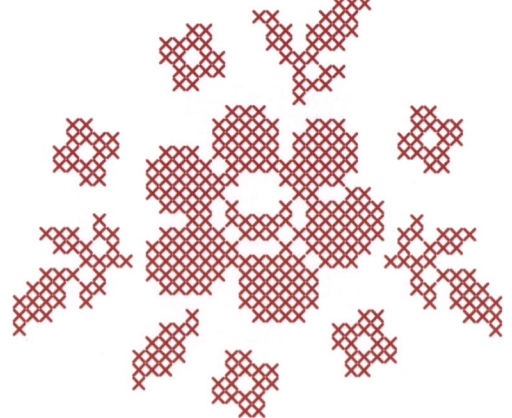

Modell 15

Spitze: Ca. 56 cm Ø

Material: Ca. 100 g weißes Baumwollhäkelgarn
Nr. 20, Häkelnadel Nr. 1 bis 1,25

Ausführung: Nach dem Zählmuster auf Seite 33
mit 12 festen Maschen über einem Fadenring be-
ginnen und in Runden häkeln. Zum besseren Ver-
ständnis zeigt die Häkelschrift auf Seite 33 den
Anfang und die Zunahme im Detail. Nach der 43.
Runde jeden Bogen des Deckchens einzeln und in
Reihen häkeln. Den Faden an den entsprechenden
Stellen neu anschlingen und beenden.

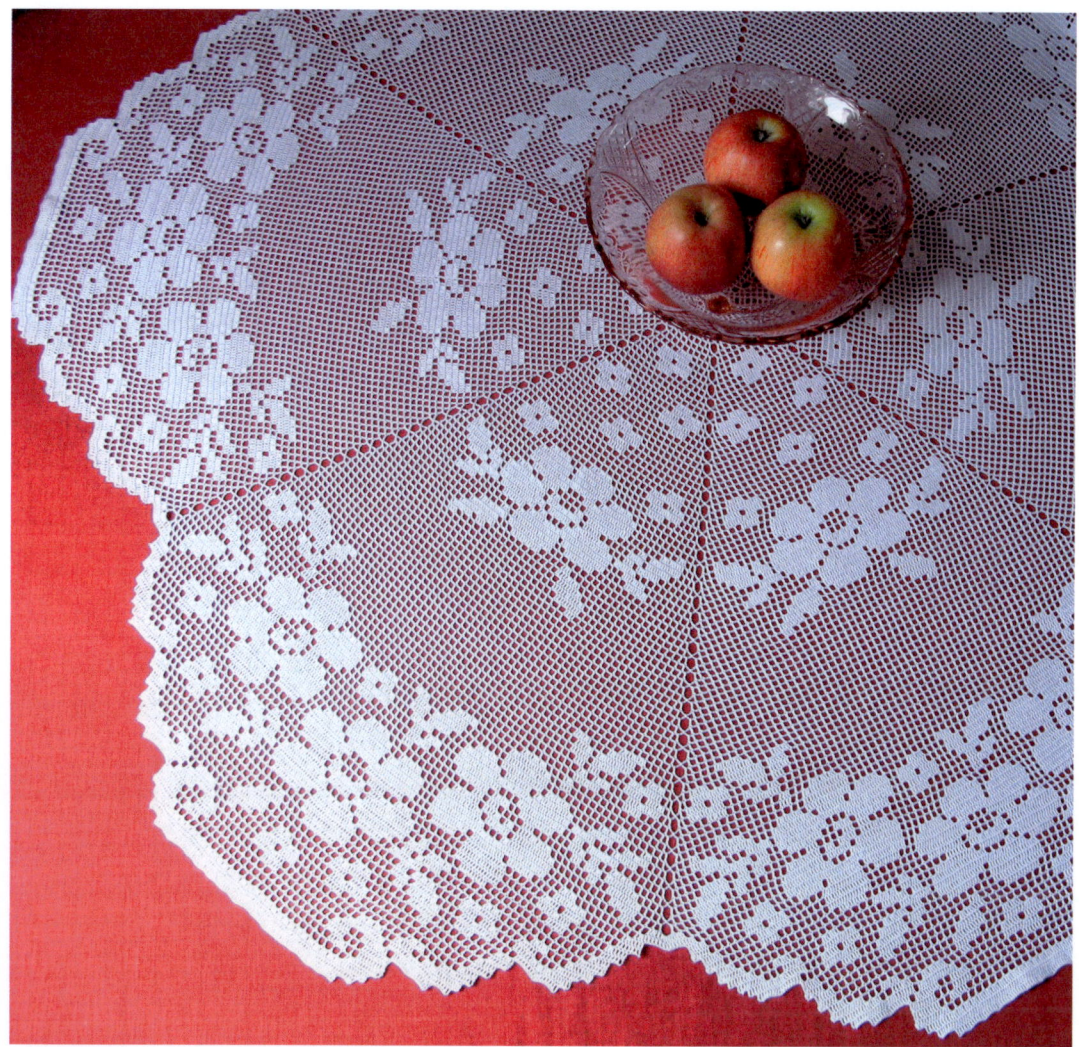

Modell 16

Spitze: Ca. 103 cm Ø

Material: Ca. 300 g weißes Baumwollhäkelgarn Nr. 20, Häkelnadel Nr. 1 bis 1,25

Ausführung: Nach dem Zählmuster zu Modell 15 auf Seite 33 mit 12 festen Maschen über einem Fadenring beginnen, und bis Runde 41 häkeln. Anfang und Zunahme zeigt die Häkelschrift auf Seite 33. Ab Runde 42 nach dem Zählmuster zu Modell 16 auf Seite 32/ 33 weiterarbeiten. Nach der 85. Runde jeden Bogen des Deckchens einzeln und in Reihen häkeln. Den Faden an den entsprechenden Stellen neu anschlingen und beenden.

Zählmuster zu Modell 16

Zählmuster zu Modell 15

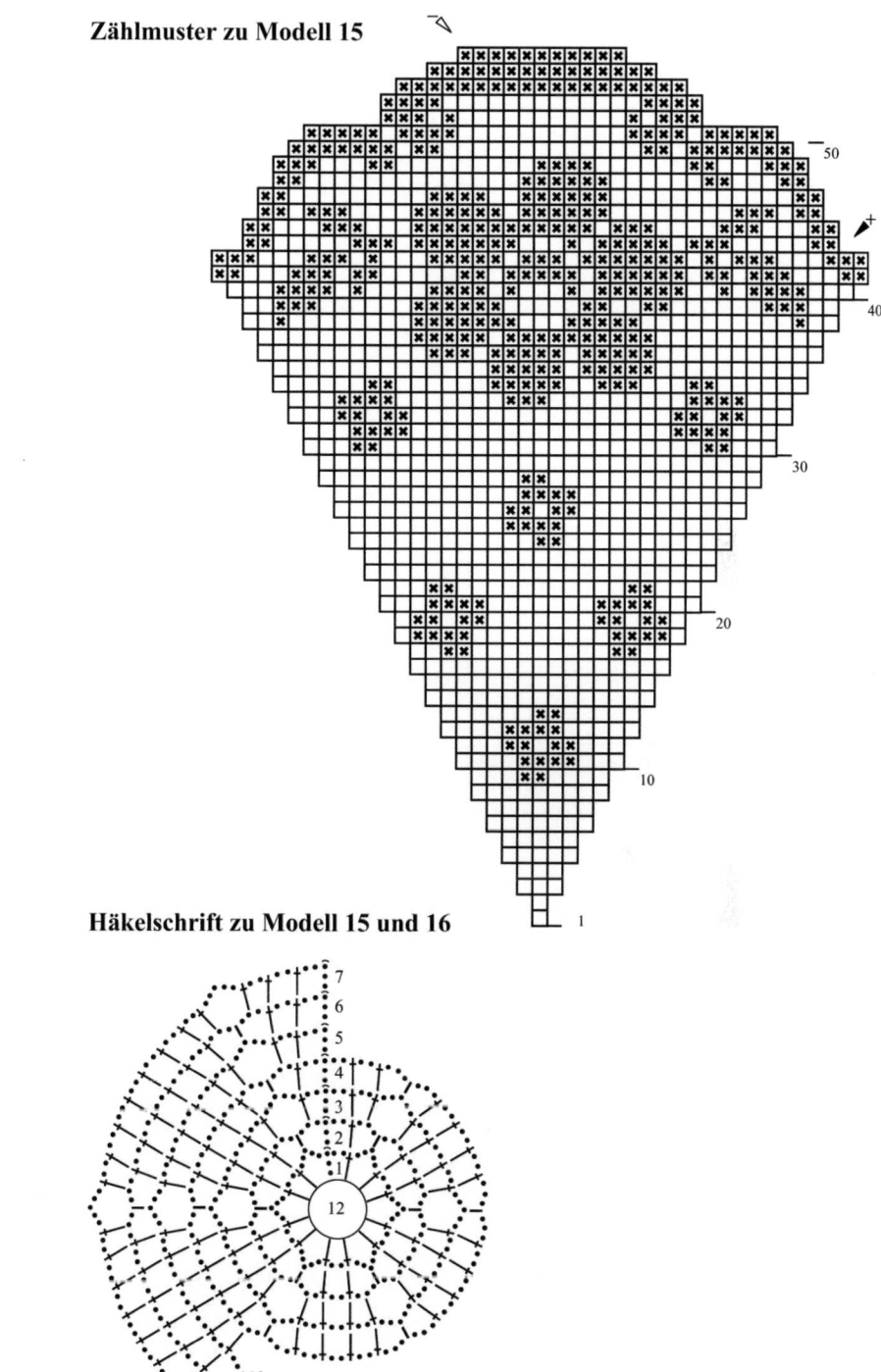

Häkelschrift zu Modell 15 und 16

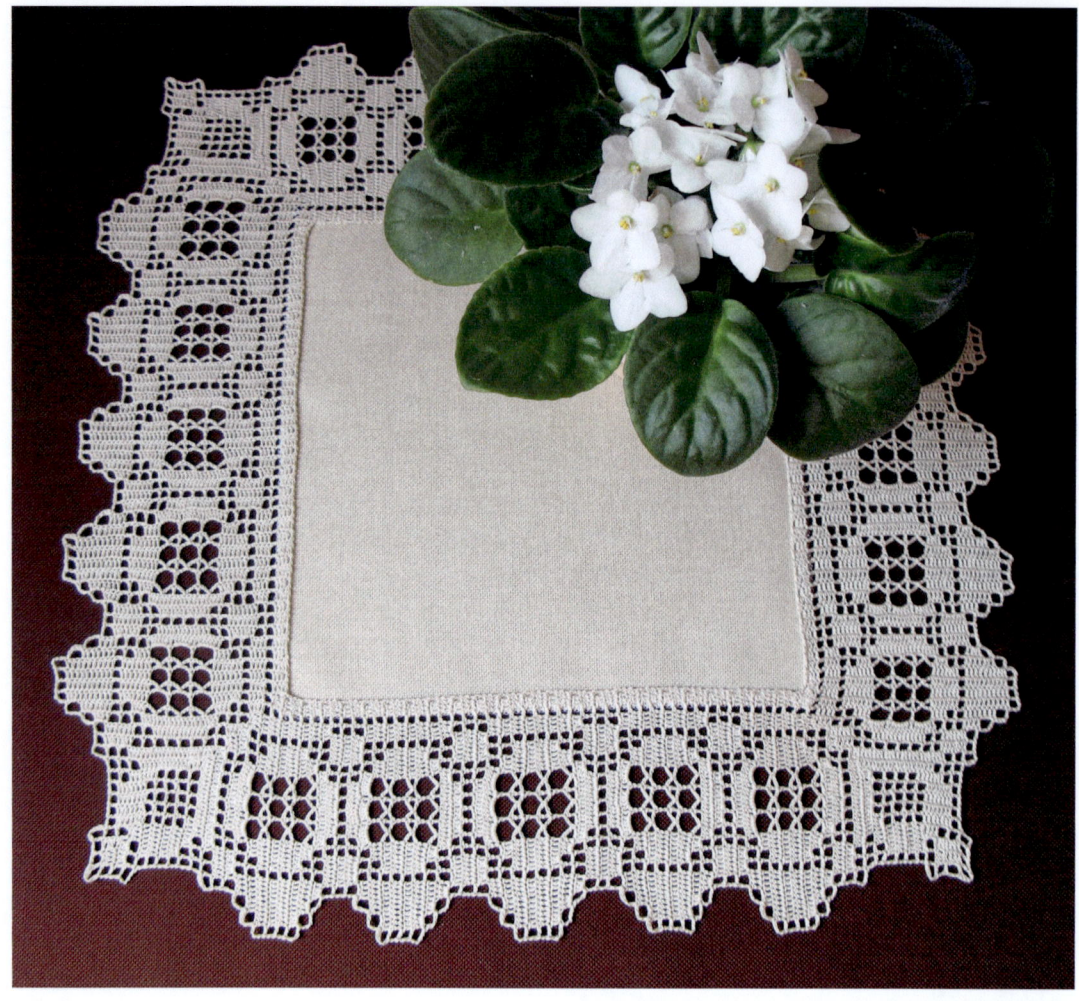

Modell 17

Spitze: Ca. 42 x 42 cm, Spitze ca. 10 cm breit

Material: Ca. 50 g naturfarbenes Baumwollhä-kelgarn Nr. 20, Häkelnadel Nr. 1 bis 1,25, passenden Stoff ca. 25 x 25 cm, passendes Nähgarn

Ausführung: Nach der Häkelschrift auf Seite 36 mit 49 Luftmaschen plus 3 Wendeluftmaschen bei A beginnen und weiterarbeiten. Den Mustersatz je Seite dreimal hintereinander häkeln. Anfang und Ende der Spitze sorgsam zusammennähen.

Die Spitze spannen. Danach den Stoff einpassen, dabei muss der innere Spitzenrand auf dem Stoff aufliegen. Überflüssige Stoffränder abschneiden und per Hand oder Nähmaschine versäubern. Die Spitze auf den Stoffrand aufnähen.

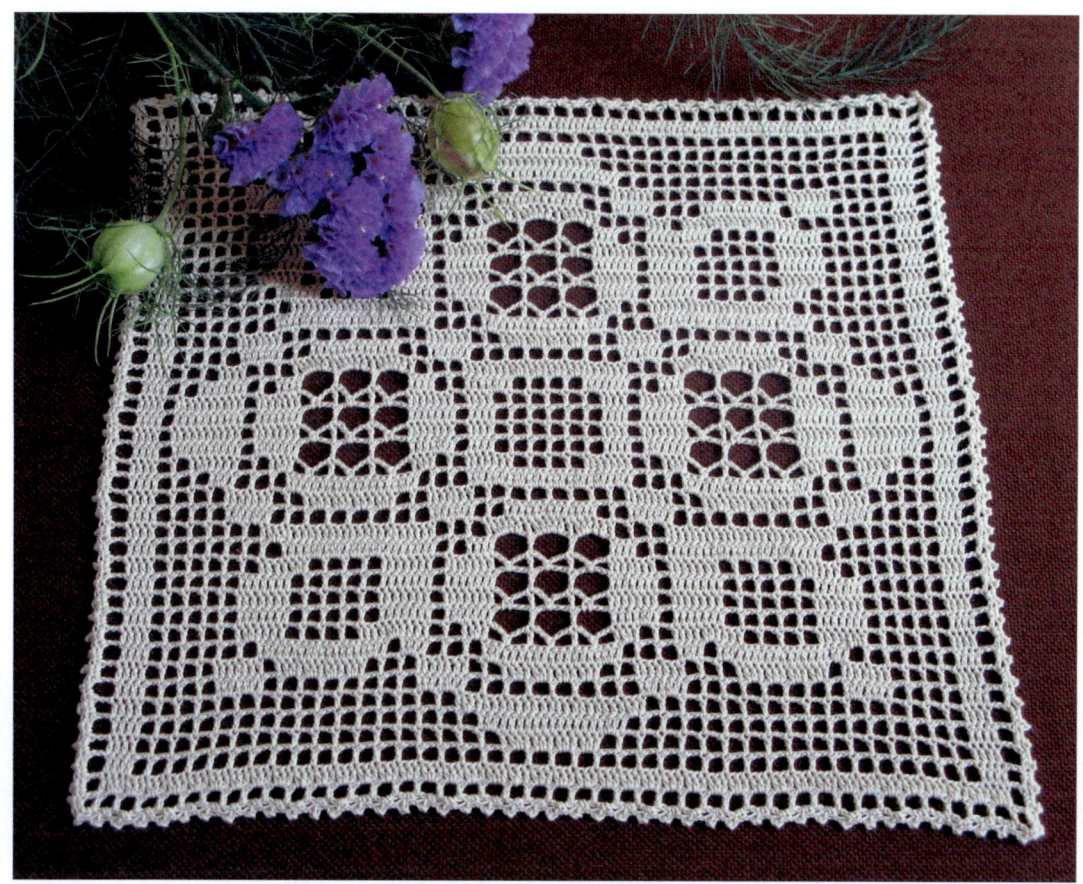

Modell 18

Spitze: Ca. 23 x 23 cm

Material: Ca. 50 g naturfarbenes Baumwollhäkelgarn Nr. 20 (ausreichend für 2 Quadrate), Häkelnadel Nr. 1 bis 1,25

Ausführung: Nach dem Zählmuster auf Seite 37 mit 133 Luftmaschen plus 3 Wendeluftmaschen beginnen und weiterarbeiten. Das fertige Quadrat nach den Angaben der Häkelschrift auf Seite 37 umhäkeln.

Größere Deckchen in unterschiedlichen Formen lassen sich durch Aneinanderhäkeln von beliebig vielen Quadraten anfertigen, dabei gehen Sie folgendermaßen vor: Das erste Quadrat wird komplett fertiggestellt, jedes weitere Quadrat wird beim Umhäkeln in die Luftmaschenbögen des vorhergehenden Quadrates bzw. der vorhergehenden Quadrate mit einer festen Masche angehäkelt. Das Quadrat können Sie auch als Einsatz und in Kombination mit der Spitze von Modell 17 verwenden.

Mustersatz

A

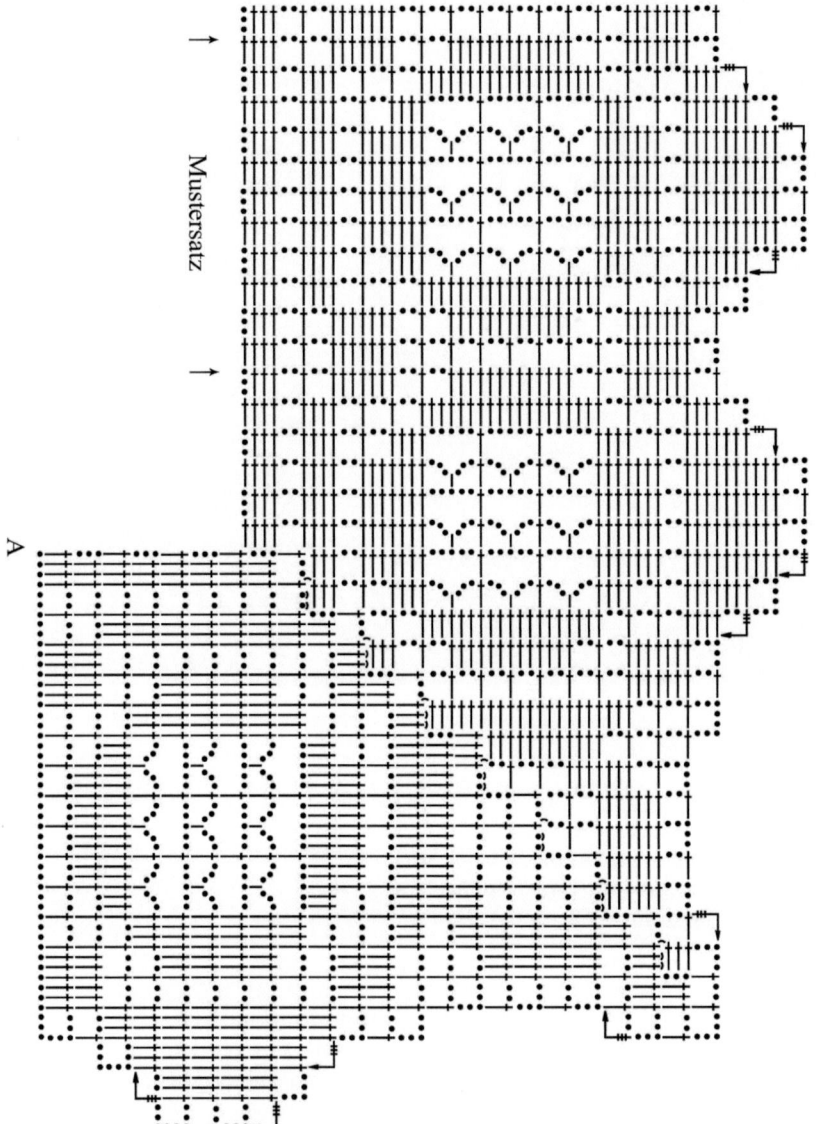

Zählmuster zu Modell 18

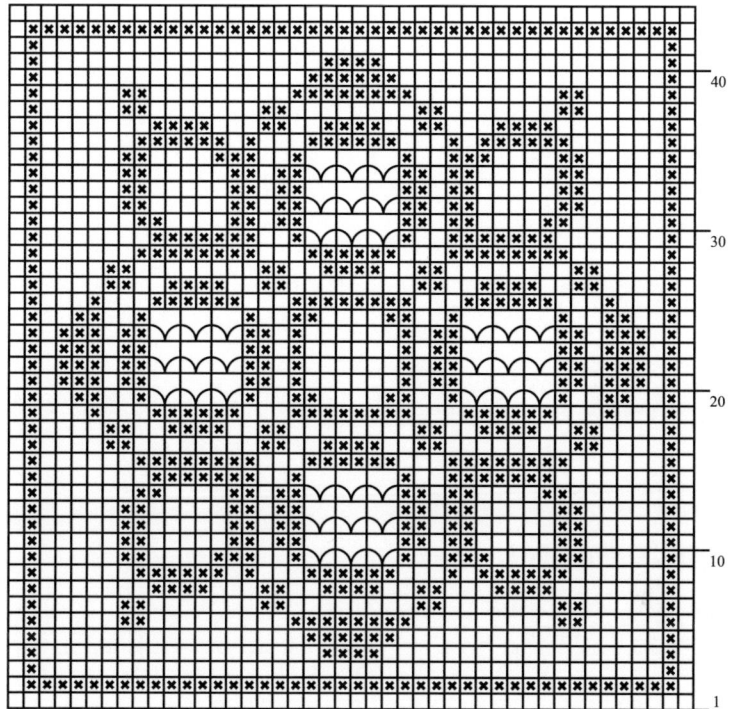

Häkelschrift zu Modell 18

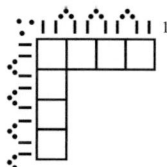

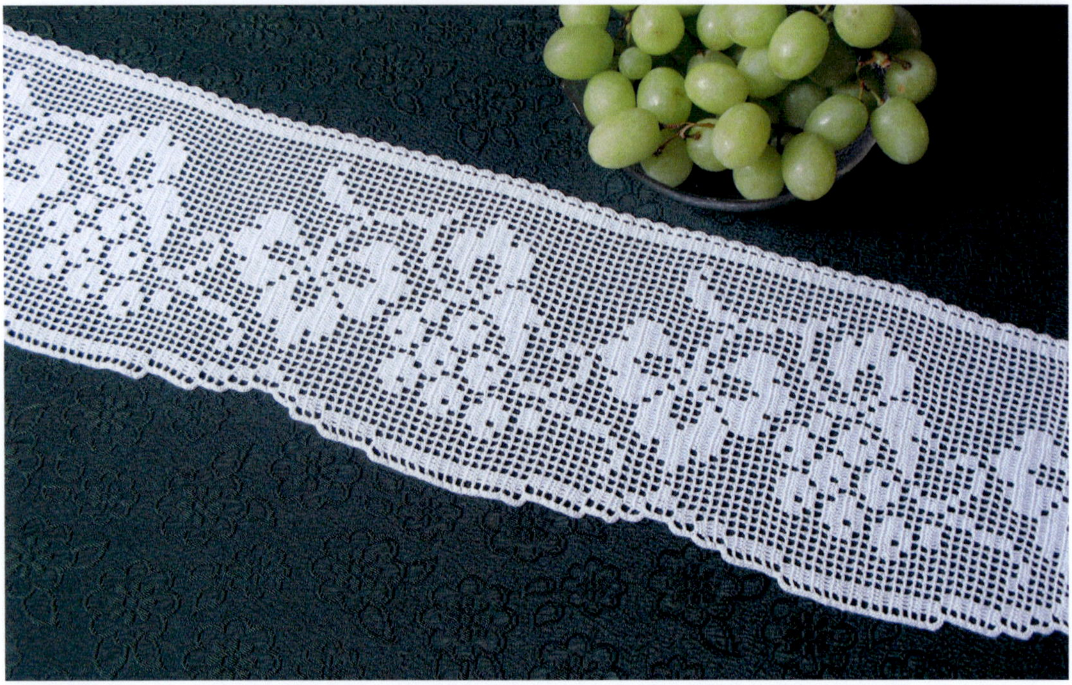

Modell 19

Spitze: Ca. 14 cm breit, beliebig lang

Material: Für 1m Spitze ca. 50 g weißes
Baumwollhäkelgarn Nr. 30, Häkelnadel Nr. 1

Ausführung: Nach dem Zählmuster auf Seite 42
mit 106 Luftmaschen plus 3 Wendeluftmaschen
beginnen und weiterarbeiten.

Den Mustersatz wiederholen, bis die gewünschte
Länge erreicht ist. Die schmalen Seiten und den
Bogenrand mit festen Maschen umhäkeln. In je-
den Luftmaschenbogen der Längsseite 5 halbe
Stäbchen häkeln.

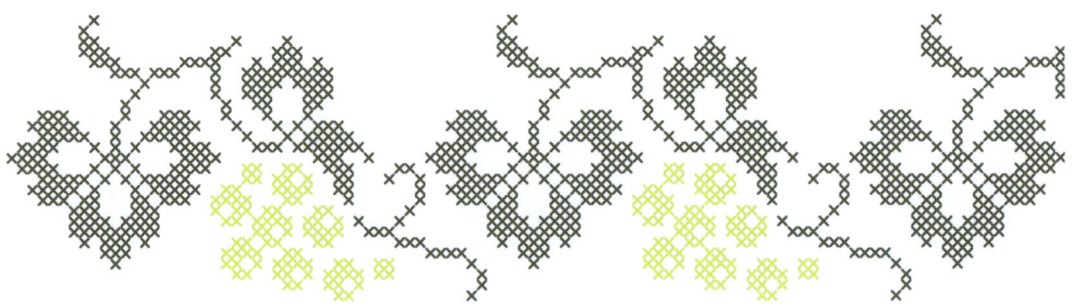

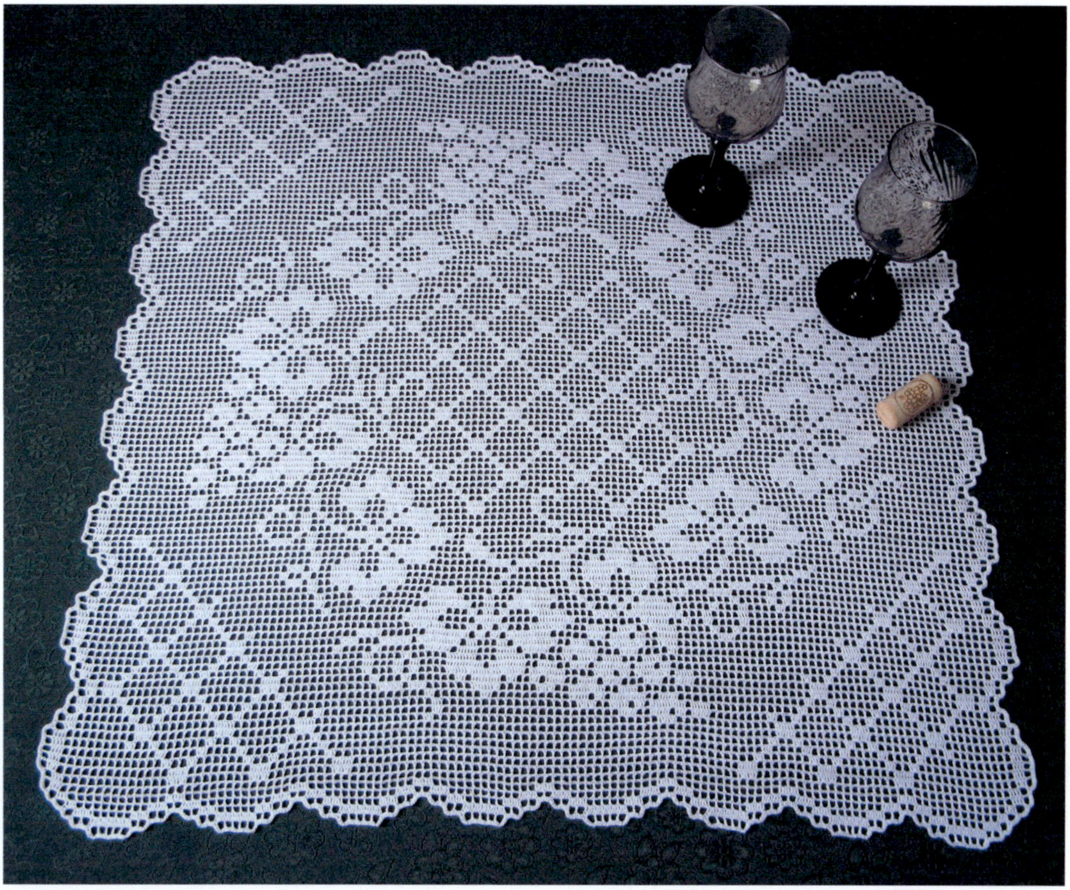

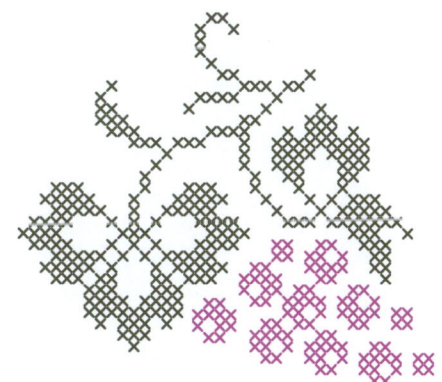

Modell 20

Spitze: Ca. 58 x 58 cm

Material: Ca. 150 g weißes Baumwollhäkelgarn Nr. 20, Häkelnadel Nr. 1 bis 1,25

Ausführung: Nach dem Zählmuster auf den Seiten 40 bis 43 mit 367 Luftmaschen plus 3 Wendeluftmaschen bei A beginnen, und bis Reihe 116 weiterarbeiten. Anschließend jeden Bogen einzeln häkeln, dazu den Faden an den entsprechenden Stellen neu anschlingen und beenden. Danach die Arbeit um 180° drehen, den Faden bei B neu anschlingen und nach der Zählvorlage den grau unterlegten Teil häkeln.

Das fertige Deckchen mit festen Maschen umhäkeln.

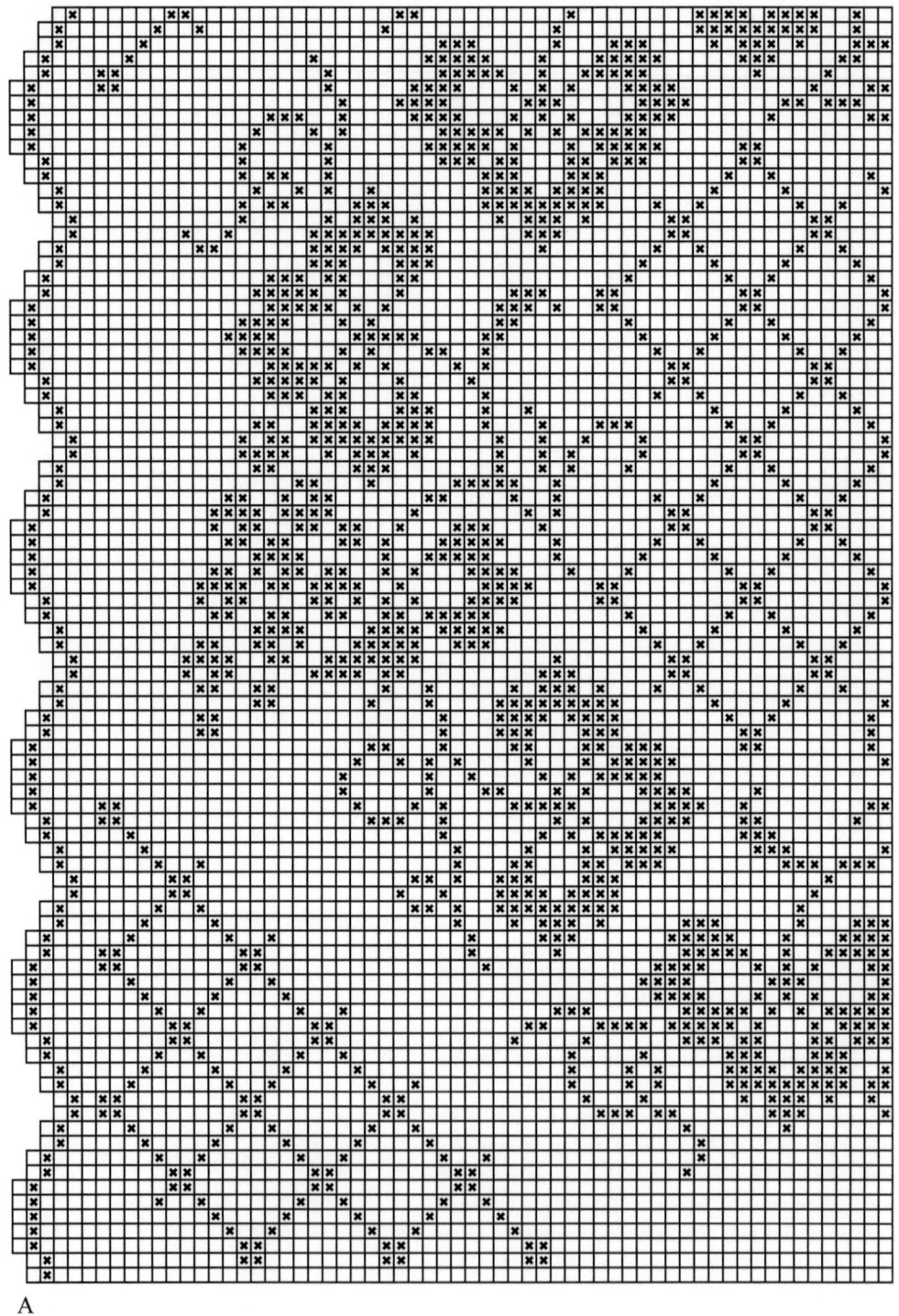

A

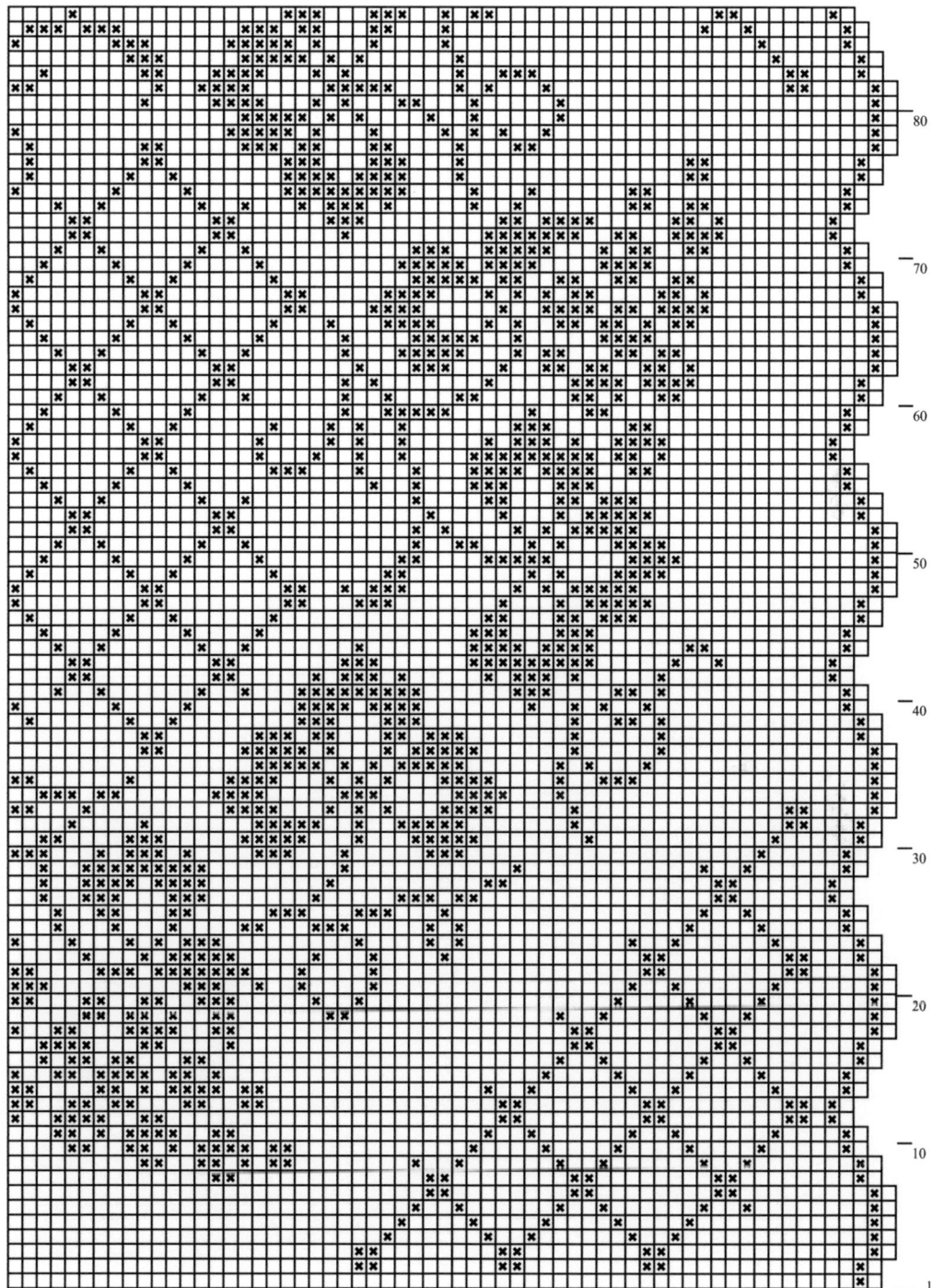

80

70

60

50

40

30

20

10

1

41

Mustersatz

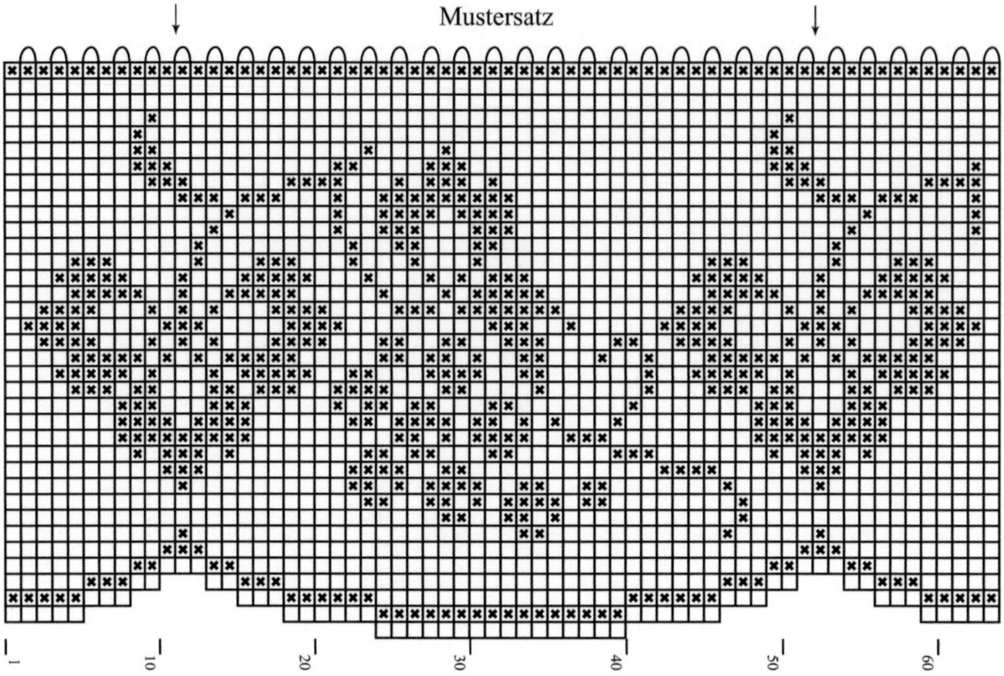

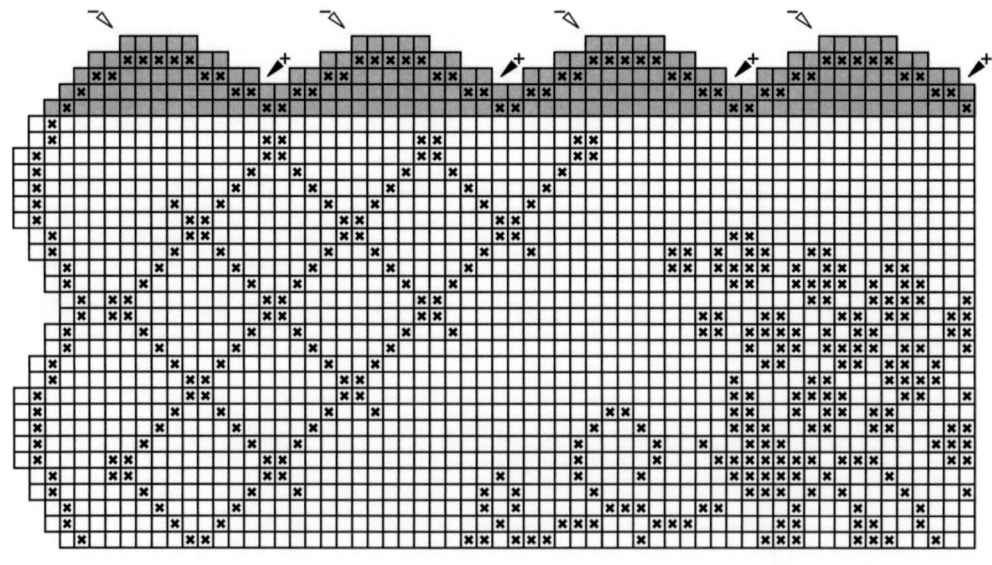

Zählmuster zu Modell 20

42

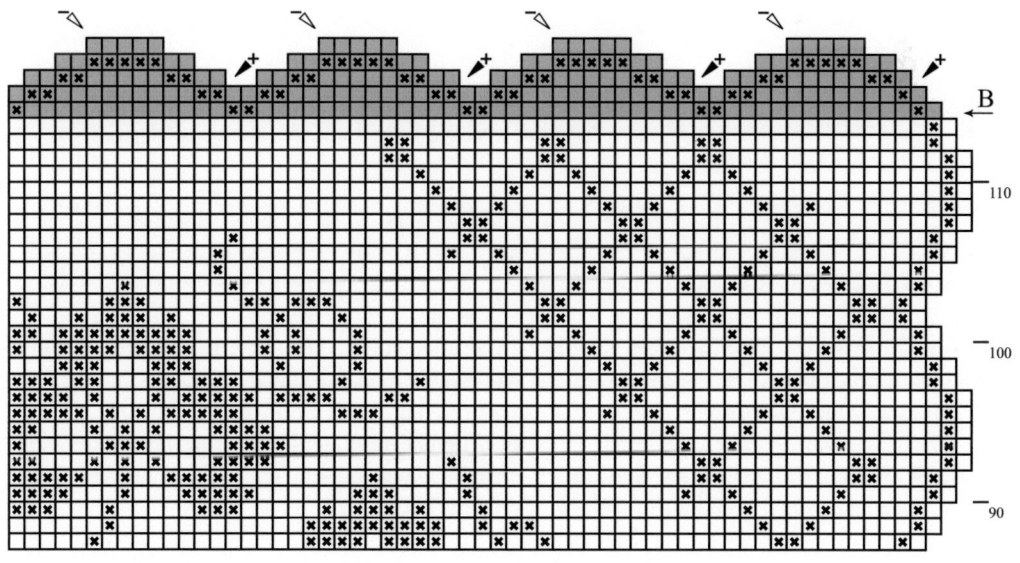

B

110

100

90

43

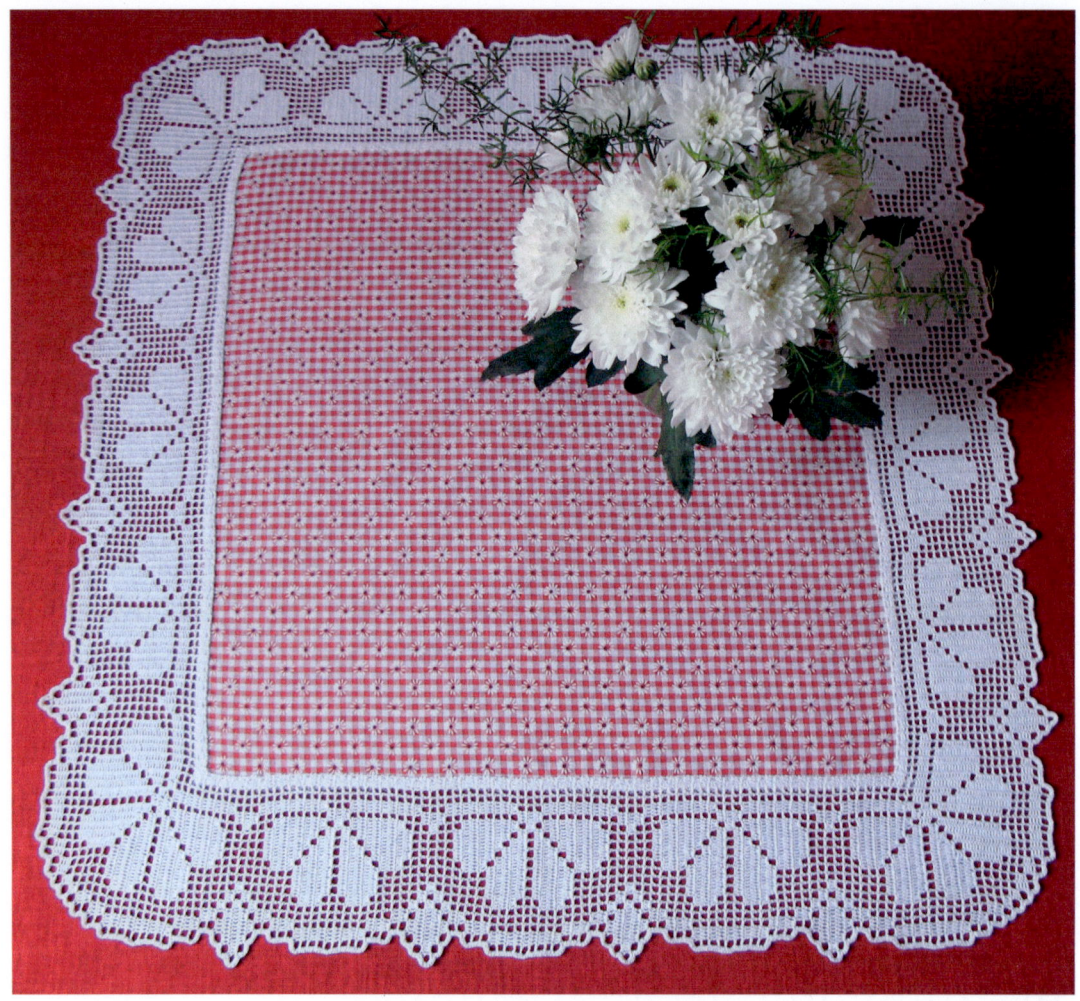

Modell 21

Spitze: Ca. 54 x 54 cm, Spitze ca. 9 cm breit

Material: Ca. 50 g weißes Baumwollhäkelgarn Nr. 30, Häkelnadel Nr. 1 bis 1,25, passenden Stoff ca. 40 x 40 cm, passendes Nähgarn

Ausführung: Nach der Häkelschrift auf Seite 46/ 47 mit 61 Luftmaschen plus 3 Wendeluftmaschen bei A beginnen und weiterarbeiten. Den Mustersatz je Seite dreimal hintereinander häkeln. Anfang und Ende der Spitze sorgsam zusammennähen. Die Spitze spannen. Danach den Stoff einpassen, dabei muss der innere Spitzenrand auf dem Stoff aufliegen. Überflüssige Stoffränder abschneiden und per Hand oder Nähmaschine versäubern. Die Spitze auf den Stoffrand aufnähen.

Modell 22

Spitzeneinsatz: Ca. 12 cm breit, beliebig lang

Material: Für 40 cm Spitze ca. 25g weißes Baumwollhäkelgarn Nr. 30, Häkelnadel Nr. 1 bis 1,25

Ausführung: Nach der Zählvorlage auf Seite 46 mit 82 Luftmaschen plus 3 Wendeluftmaschen beginnen und weiterarbeiten. Den Mustersatz wiederholen, bis die gewünschte Länge erreicht ist. Die schmalen Seiten mit festen Maschen und die Längsseiten nach der Häkelschrift auf Seite 46 umhäkeln.

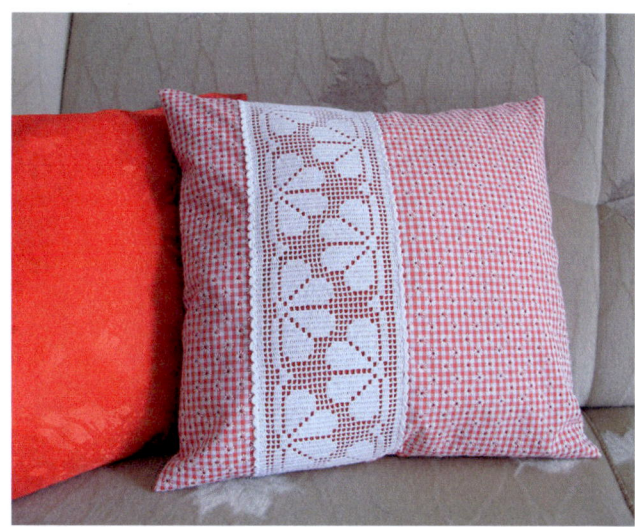

Modell 23

Spitze: Ca. 16 cm breit, beliebig lang

Material: Für 80 cm Spitze ca. 50 g weißes Baumwollhäkelgarn Nr. 20, Häkelnadel Nr. 1 bis 1,25

Ausführung: Nach der Zählvorlage auf Seite 46 mit 88 Luftmaschen plus 3 Wendeluftmaschen bei A beginnen und weiterarbeiten. Den Mustersatz wiederholen, bis die gewünschte Länge erreicht ist. Anschließend den Bogen häkeln. Danach die Arbeit um 180° drehen, den Faden bei B neu anschlingen und den Bogen noch einmal häkeln. Die fertige Spitze mit festen Maschen umhäkeln.

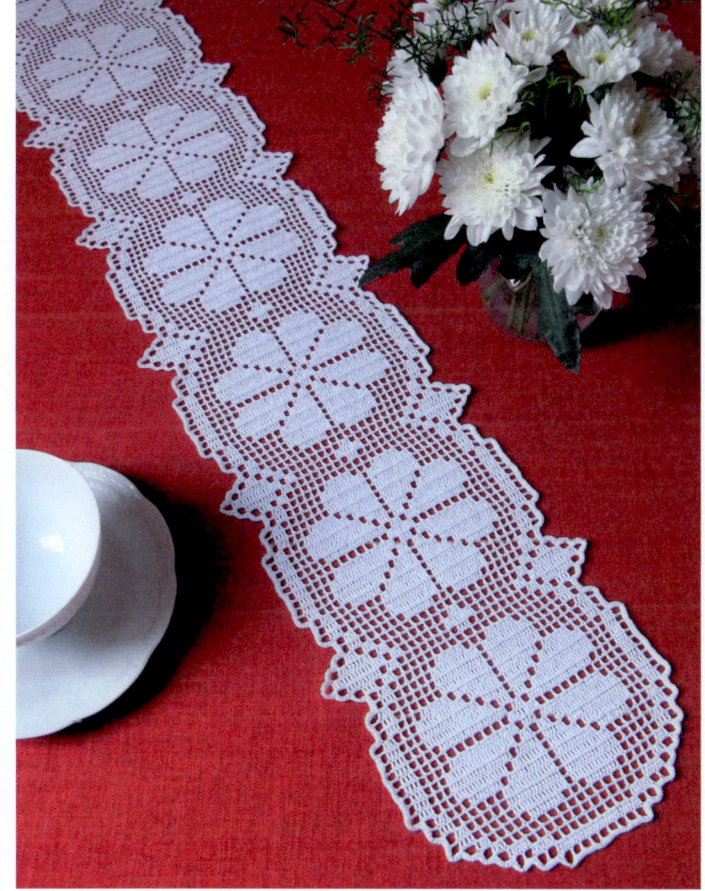

Zählmuster zu Modell 22

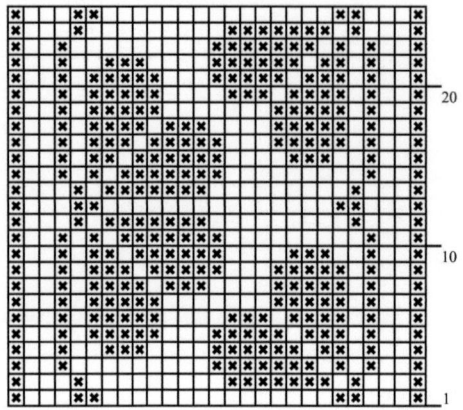

Häkelschrift zu Modell 22

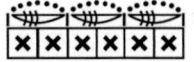

Über 2 Filetkästchen 1 fM, 7 Lfm, 2 3fach-Stb in die erste Lfm einstechen und zusammen abmaschen. Fortlaufend wiederholen. Am Ende der Reihe 1 fM häkeln.

Mustersatz

Zählmuster zu Modell 23

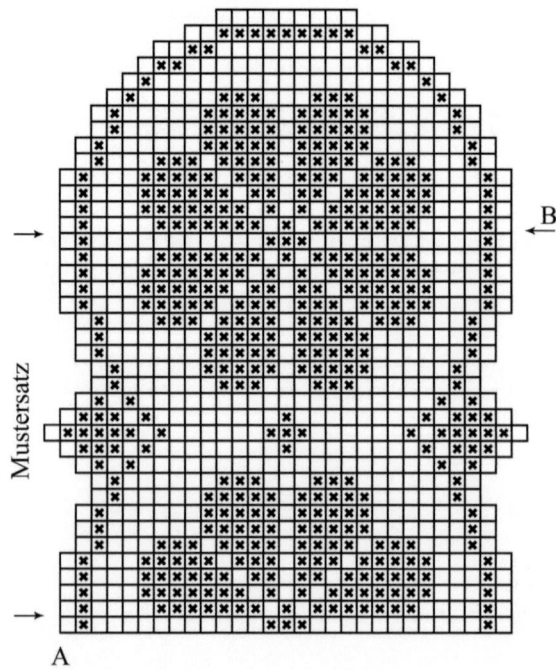

Häkelschrift zu Modell 21

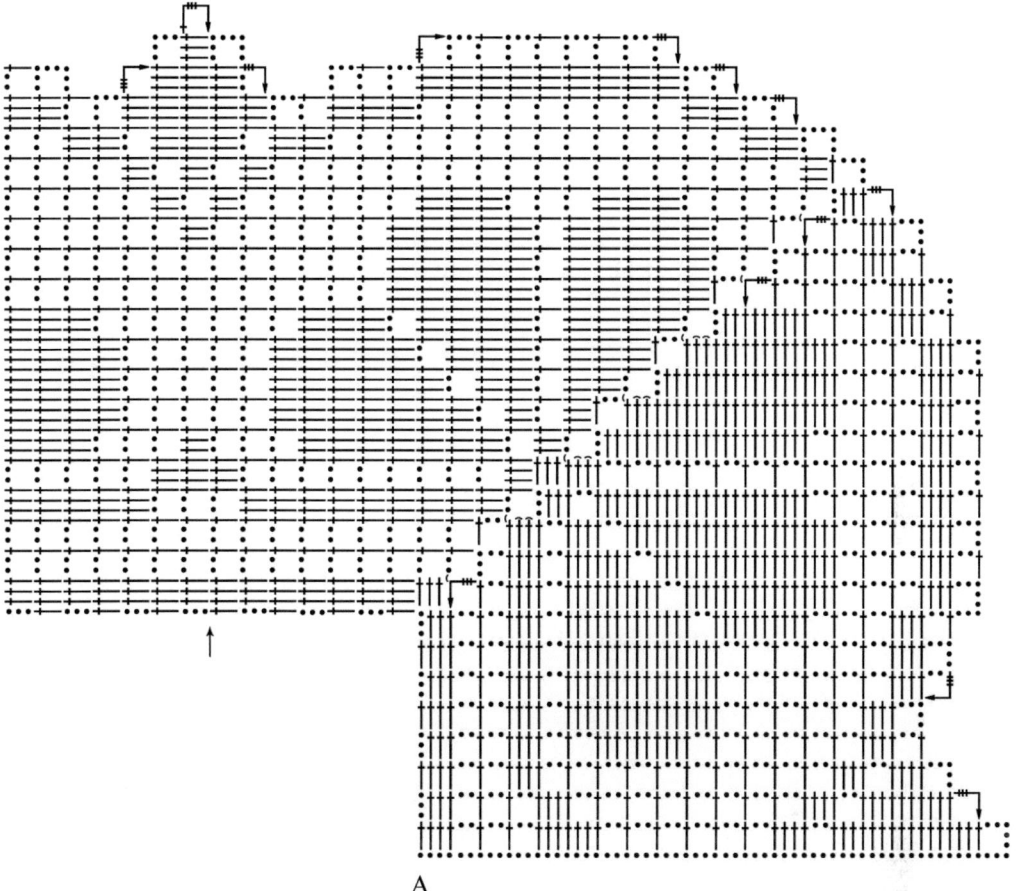

A

Zählmuster zu Modell 24

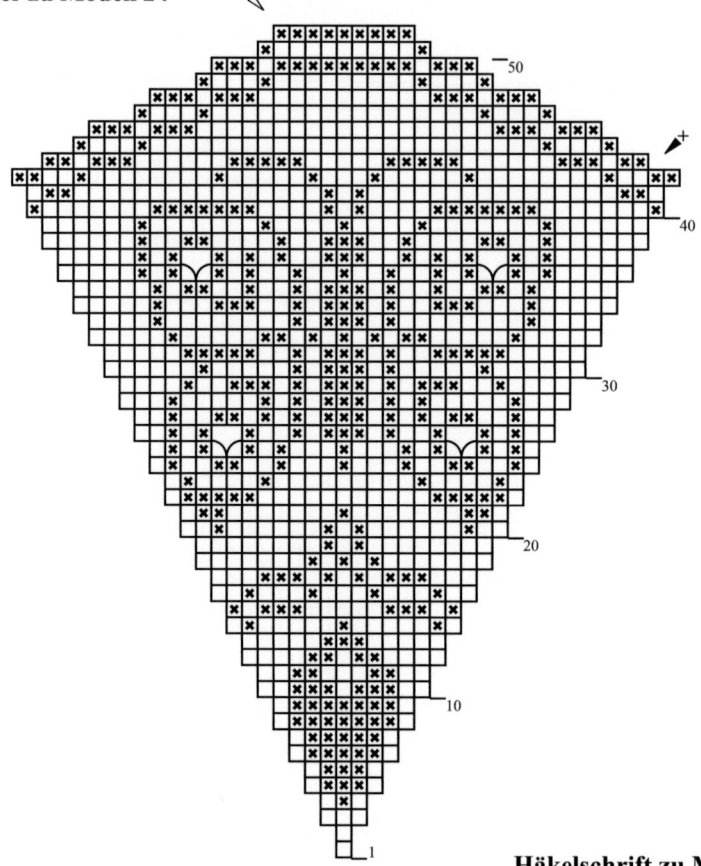

Häkelschrift zu Modell 24

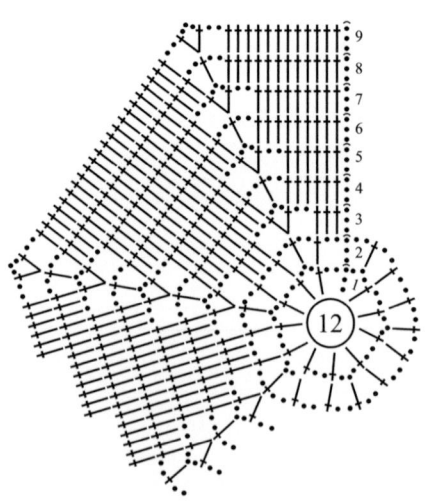

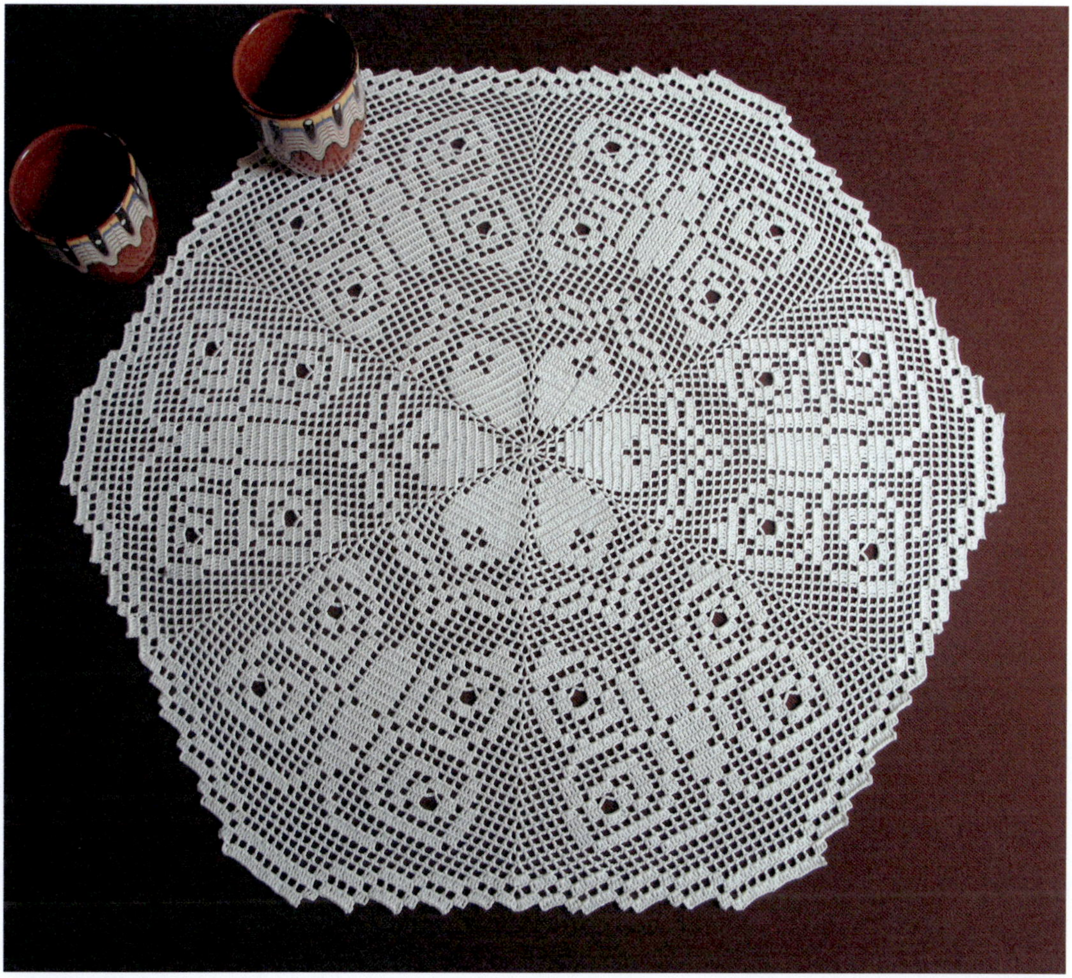

Modell 24

Größe: Ca. 50 cm Ø

Material: Ca. 100g naturfarbenes Baumwollhäkelgarn Nr. 20, Häkelnadel Nr. 1 bis 1,25

Ausführung: Mit 12 festen Maschen über einem Fadenring beginnen und nach dem Zählmuster in Runden häkeln. Zum besseren Verständnis zeigt die Häkelschrift den Anfang und die Zunahme im Detail. Nach der 43. Runde jeden Bogen des Deckchens einzeln und in Reihen häkeln.

Den Faden an den entsprechenden Stellen neu anschlingen und beenden.

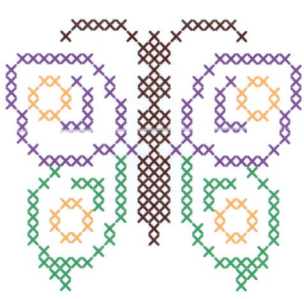

Ausführung Modell 25: Mit 87 Luftmaschen plus 3 Wendeluftmaschen beginnen und nach dem Zählmuster weiterarbeiten. Zum besseren Verständnis zeigt die Häkelschrift, den grau unterlegten Teil des Zählmusters im Detail. Den Mustersatz wiederholen, bis die gewünschte Länge erreicht ist. Die schmalen Seiten und den Bogenrand mit festen Maschen umhäkeln. Die Längsseite der Spitze wie folgt umhäkeln: fortlaufend 4 feste Maschen und über die Mitte des Luftmaschenbogens 1 Picot, mit 4 festen Maschen enden.

Zählmuster zu Modell 25

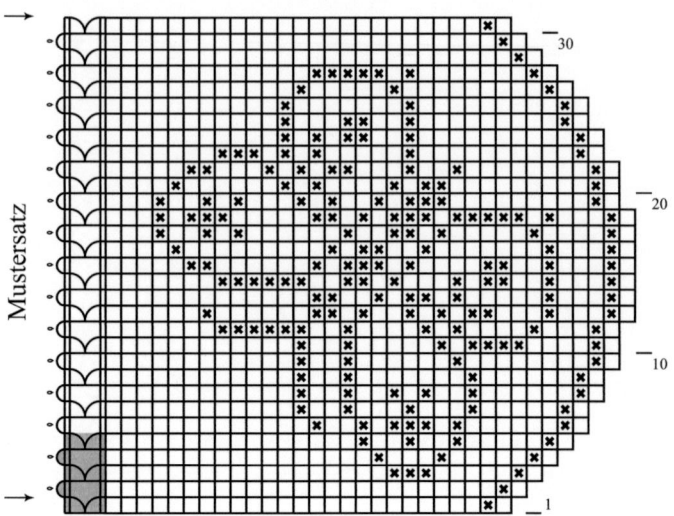

Häkelschrift zu Modell 25 und 26

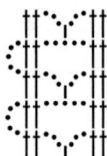

Zählmuster zu Modell 26

Ausführung Modell 26: Mit 96 Luftmaschen plus 3 Wendeluftmaschen beginnen und nach dem Zählmuster weiterarbeiten. Den grau unterlegten Teil des Zählmusters nach der Häkelschrift arbeiten. Den Mustersatz wiederholen, bis die gewünschte Länge erreicht ist. Die schmalen Seiten mit festen Maschen und die Längsseite nach der Beschreibung zu Modell 25 umhäkeln.

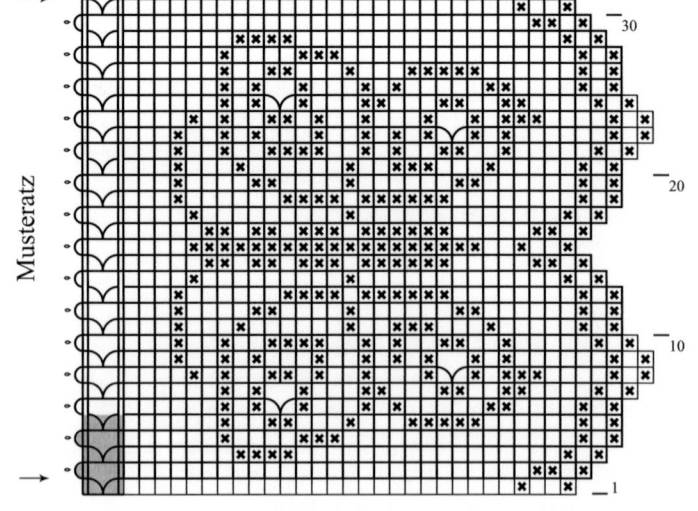

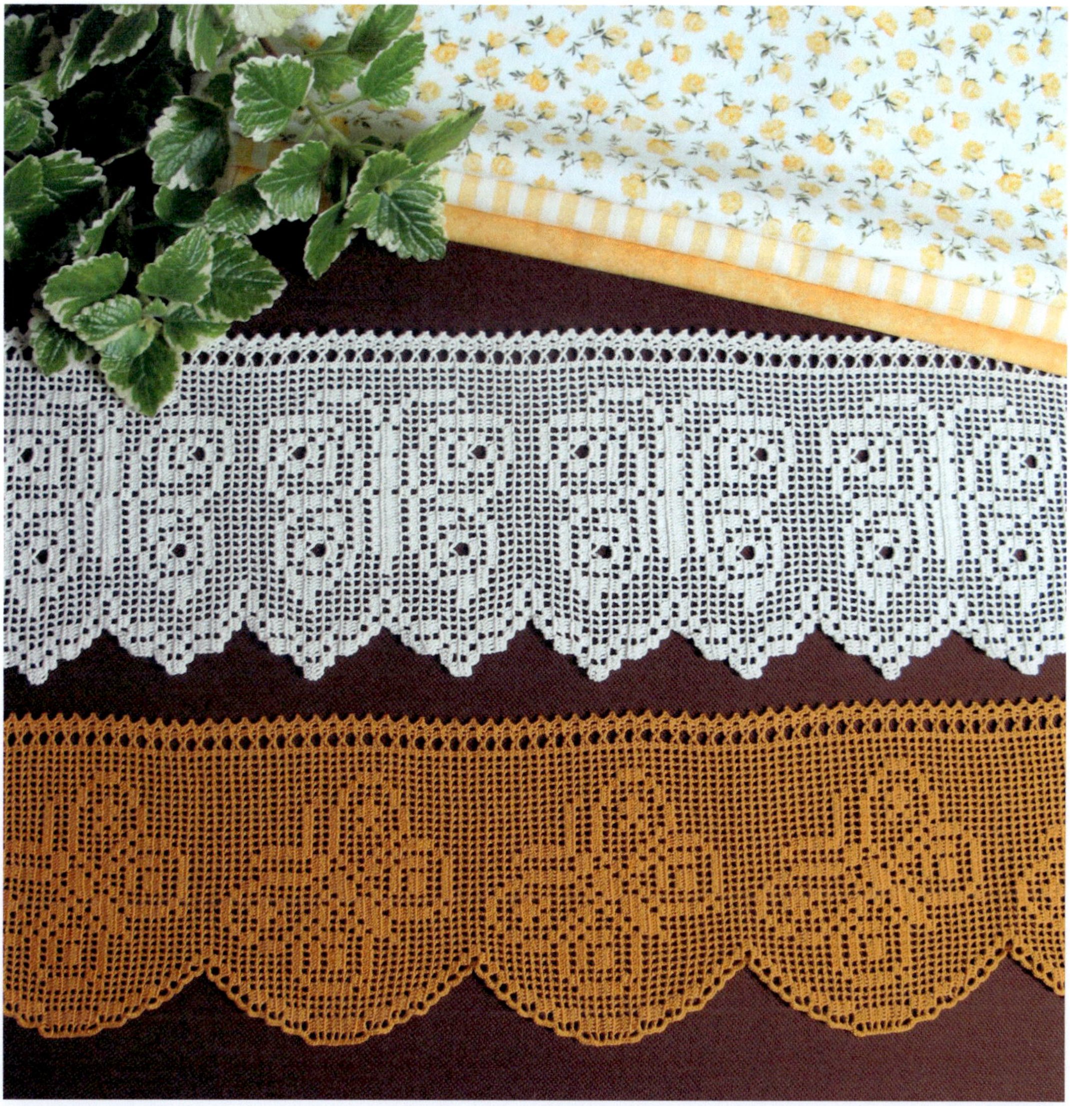

Modell 25- 26

Spitzen: Ca. 12,5 cm und 14,5 cm breit, beliebig
lang

Material: Für je 50 cm Spitze ca. 20 g gelbes
oder naturfarbenes Baumwollhäkelgarn Nr. 40,
Häkelnadel Nr. 1

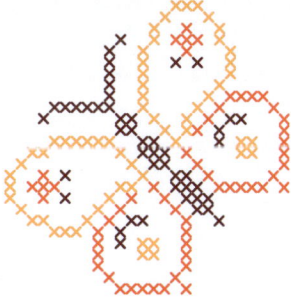

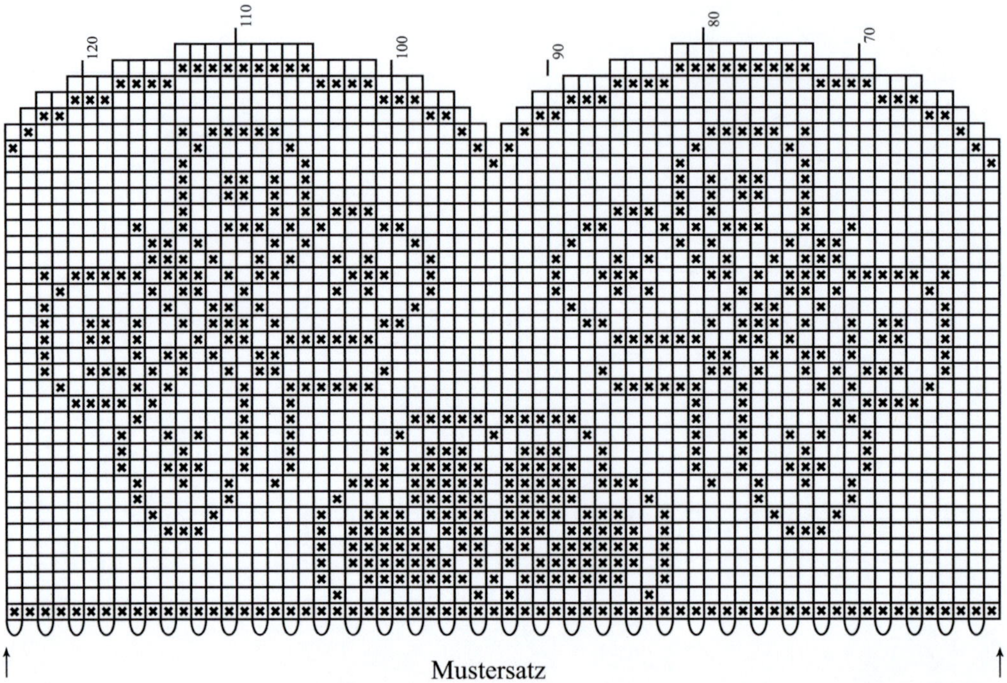

Mustersatz

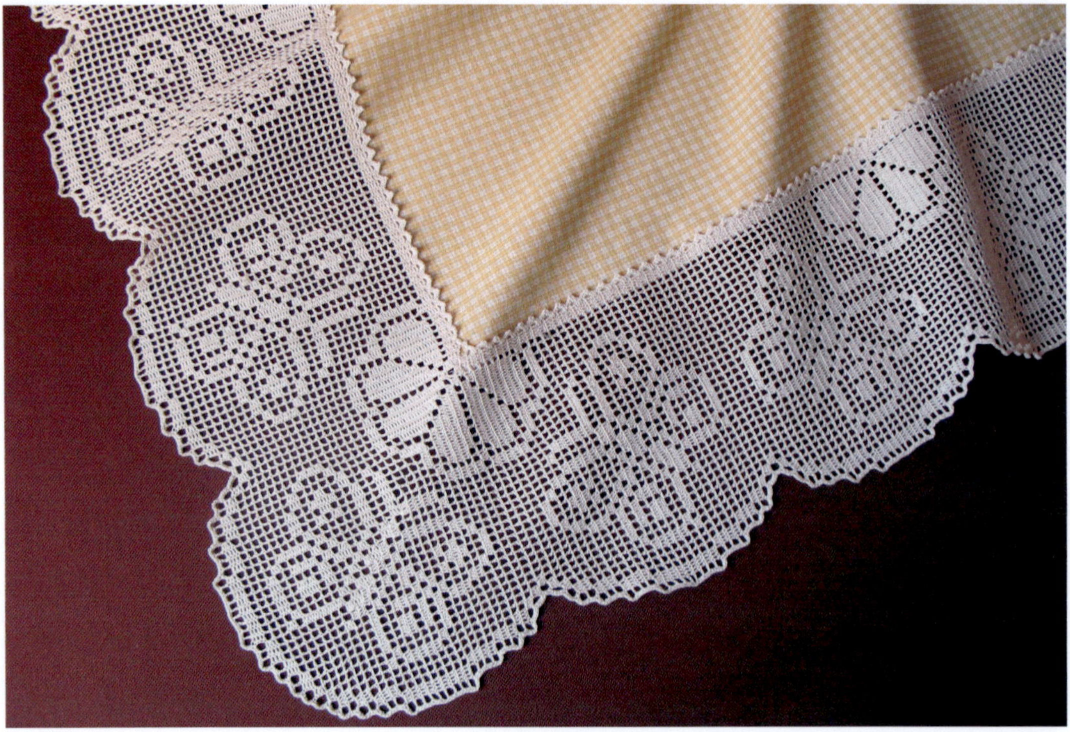

Zählmuster zu Modell 27

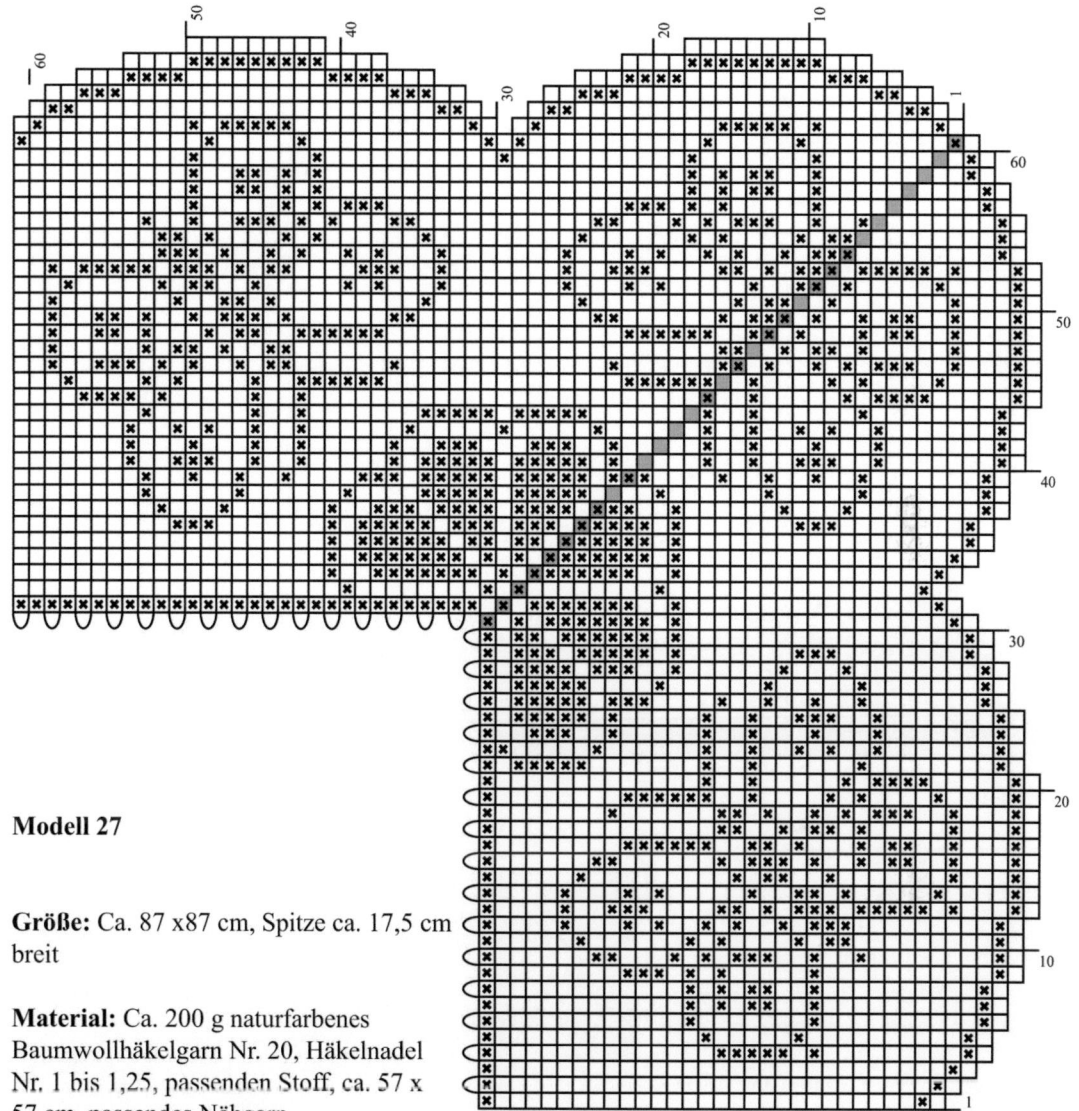

Modell 27

Größe: Ca. 87 x87 cm, Spitze ca. 17,5 cm breit

Material: Ca. 200 g naturfarbenes Baumwollhäkelgarn Nr. 20, Häkelnadel Nr. 1 bis 1,25, passenden Stoff, ca. 57 x 57 cm, passendes Nähgarn

Ausführung: Mit 91 Luftmaschen plus 3 Wendeluftmaschen beginnen und nach dem Zählmuster weiterarbeiten. Das Zählmuster zeigt ein Viertel der Spitze. Die grau unterlegten Kästchen markieren den Verlauf der Eckbildung. Anfang und Ende der fertigen Spitze sorgsam zusammennähen. Über jeden Luftmaschenbogen am Innenrand der Spitze 2 feste Maschen, 1 Picot und 2 feste Maschen häkeln. Den äußeren Bogenrand mit festen Maschen umhäkeln. Die Spitze spannen. Danach den Stoff einpassen. Dabei muss der innere Rand auf dem Stoff aufliegen. Überflüssige Stoffränder abschneiden und per Hand oder Nähmaschine versäubern. Die Spitze auf den Stoff aufnähen.

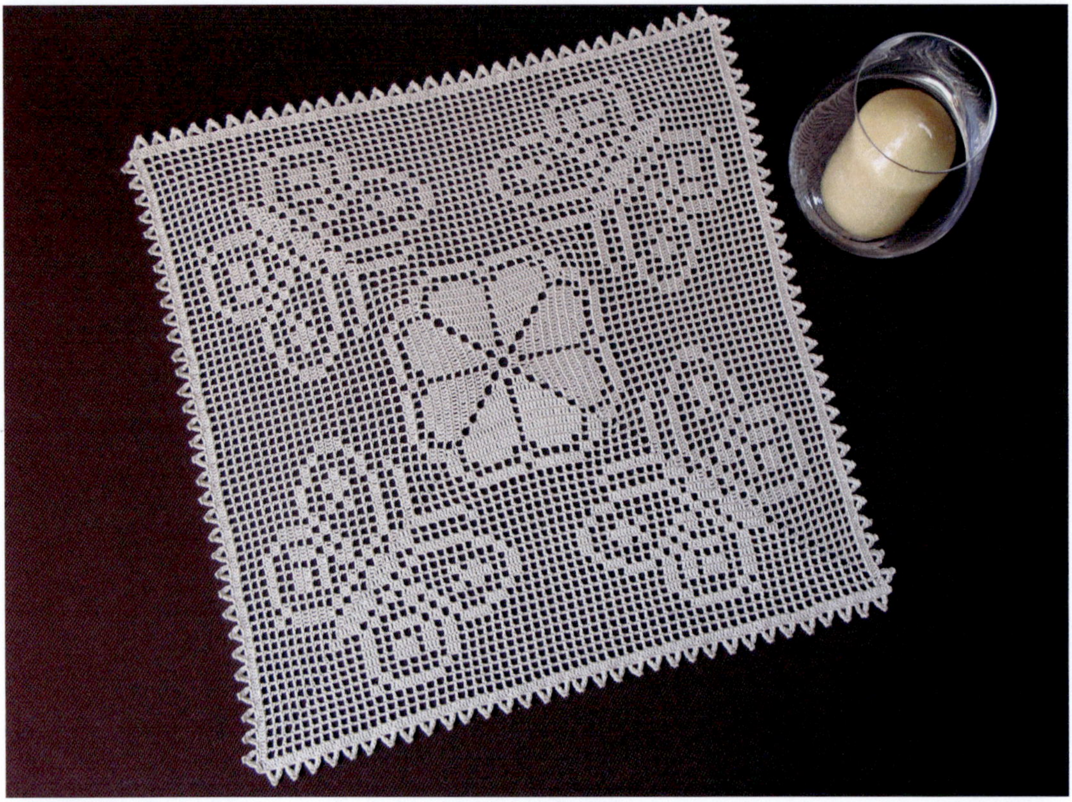

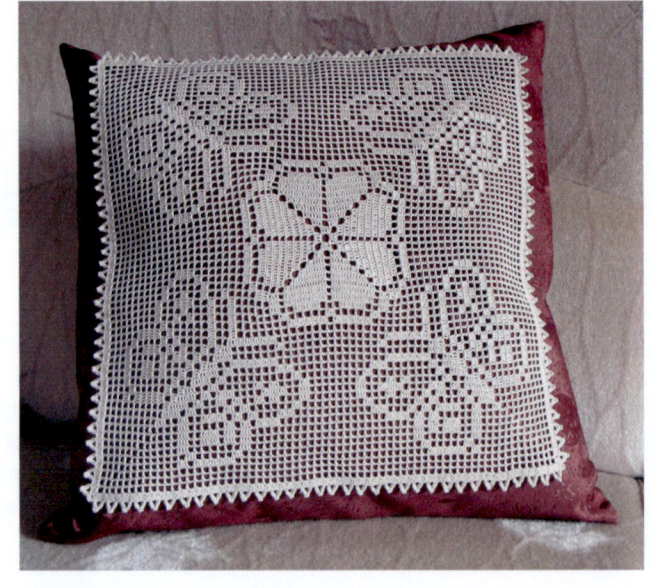

Modell 28

Größe: Ca. 31 x 31 cm

Material: Ca. 50 g naturfarbenes Baumwollhäkelgarn Nr. 20, Häkelnadel 1 bis 1,25

Ausführung: Das Zählmuster zeigt ein Viertel des Deckchens. Es wird in Runden gehäkelt. 12 Luftmaschen zum Kreis schließen und nach dem Zählmuster weiterarbeiten. Zum besseren Verständnis zeigt die Häkelschrift 1 den Anfang und die Zunahme im Detail. Die Häkelschrift 2 zeigt wie die letzte Runde mit dem Bogenrand in einem Arbeitsgang gehäkelt wird.

Zählmuster zu Modell 28

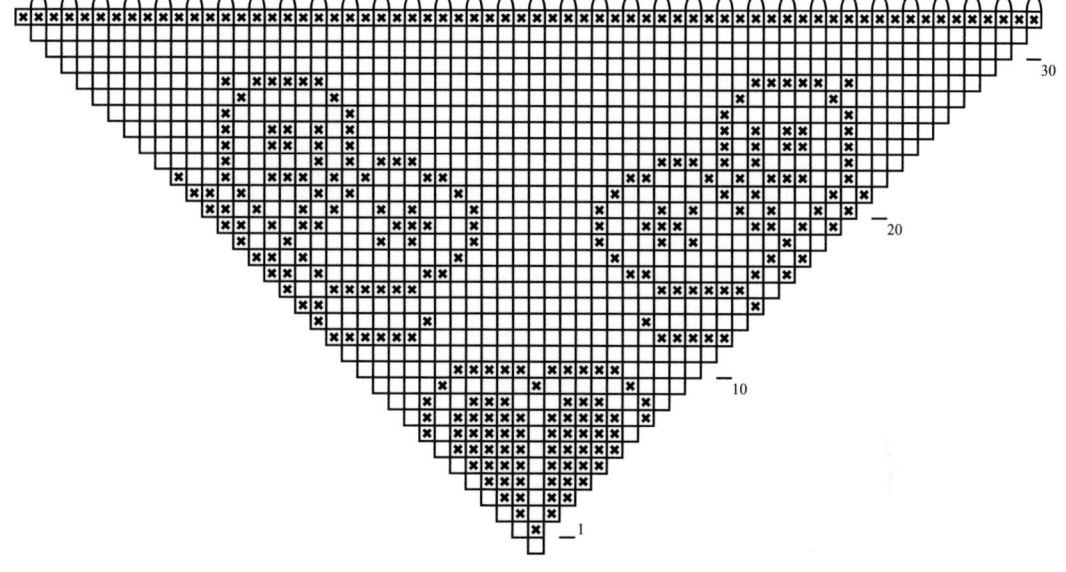

Häkelschrift 1 zu Modell 28

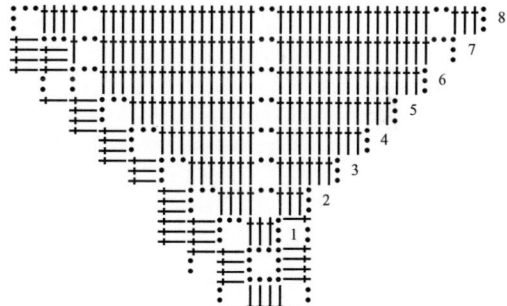

Häkelschrift 2 zu Modell 28

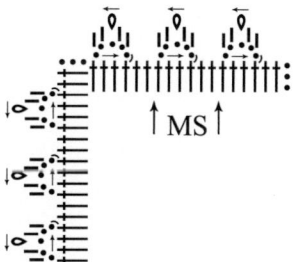

↑ MS ↑

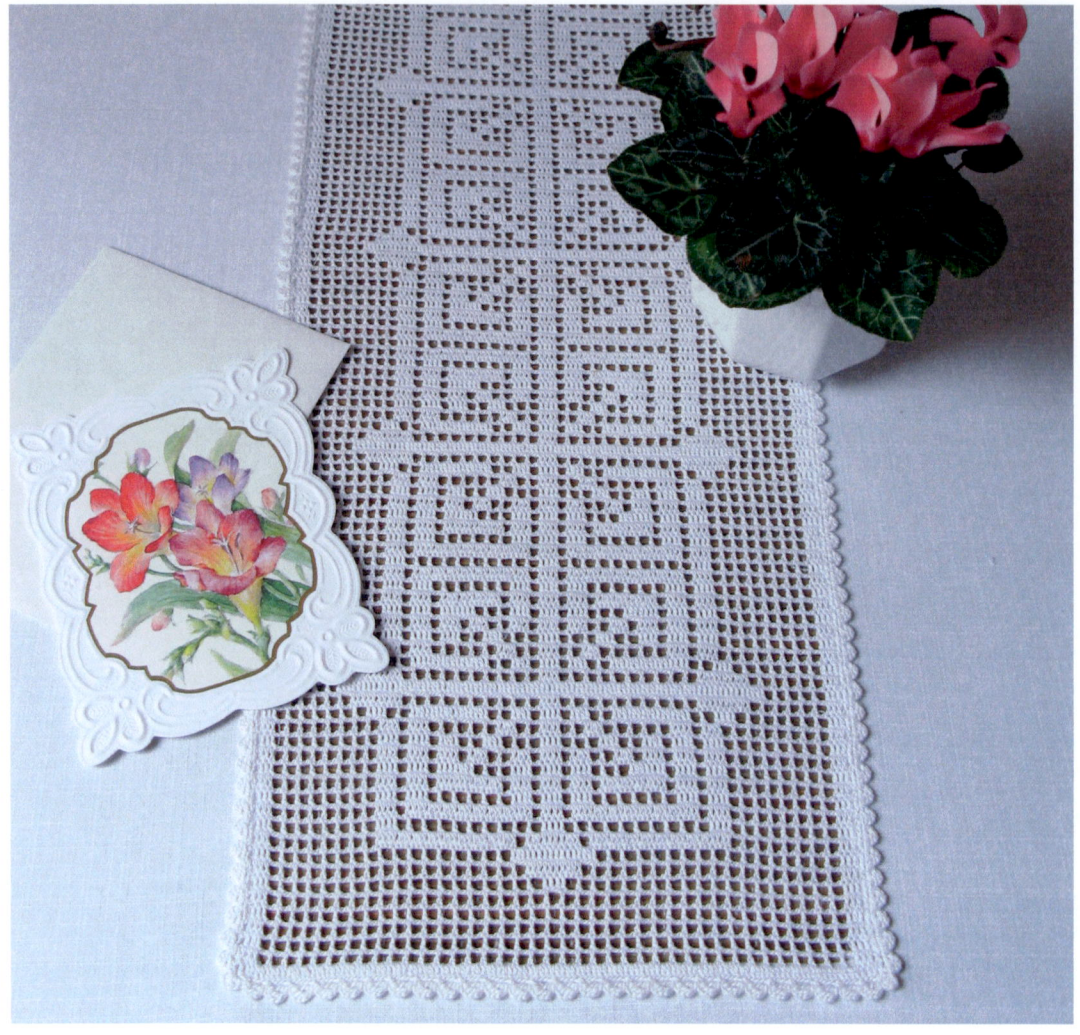

Modell 29

Spitzeneinsatz: Ca. 19,5 cm breit, beliebig lang

Material: Für 70 cm Spitze ca. 100g weißes Baumwollhäkelgarn Nr. 20, Häkelnadel Nr. 1 bis 1,25, passenden Stoff je nach gewünschter Größe des Modells, passendes Nähgarn

Ausführung: Nach dem Zählmuster auf Seite 60 mit 124 Luftmaschen plus 3 Wendeluftmaschen beginnen und weiterarbeiten.

Den Mustersatz wiederholen, bis die gewünschte Länge erreicht ist. Den fertigen Spitzeneinsatz nach den Angaben der Häkelschrift auf Seite 59 umhäkeln. Die Spitze spannen und danach in den Stoff einpassen, dabei muss der äußere Spitzenrand auf dem Stoff aufliegen. Überflüssigen Stoff ausschneiden und per Hand oder Nähmaschine versäubern. Den Spitzeneinsatz auf den Stoffrand aufnähen. Danach, im gewünschten Abstand zum Einsatz, den äußeren Stoffrand säumen.

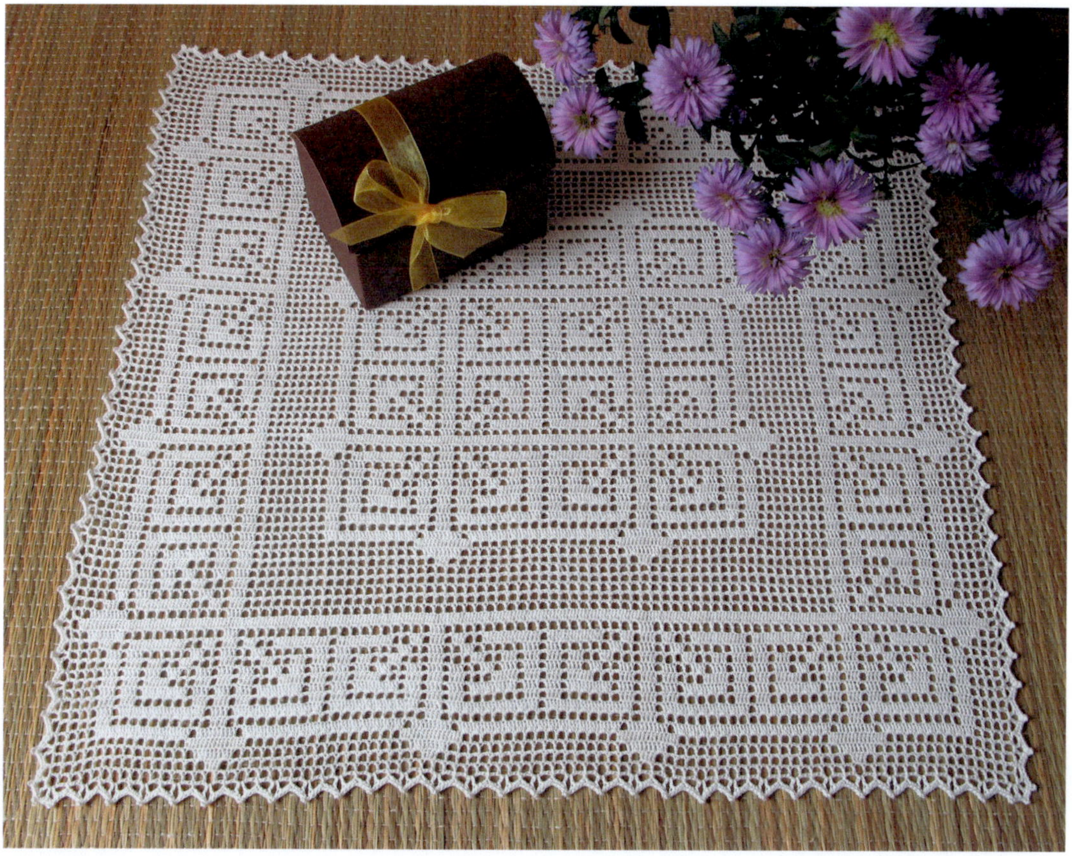

Modell 30

Größe: Ca. 40 x 40 cm

Material: Ca. 100 g naturfarbenes Baumwollhäkelgarn Nr. 20, Häkelnadel Nr. 1 bis 1,25

Ausführung: Nach dem Zählmuster auf Seite 58/ 59 mit 274 Luftmaschen plus 3 Wendeluftmaschen beginnen und weiterarbeiten. Das fertige Deckchen nach den Angaben der Häkelschrift umhäkeln.

Dieses Deckchen können Sie um beliebig viele Mustersätze in Länge und Breite erweitern.

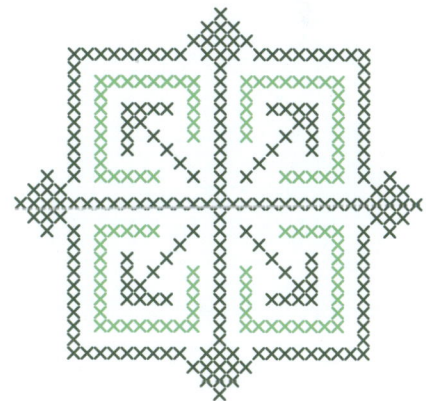

Den Mustersatz der Randspitze müssen Sie entsprechend anpassen und erweitern.

Mustersatz

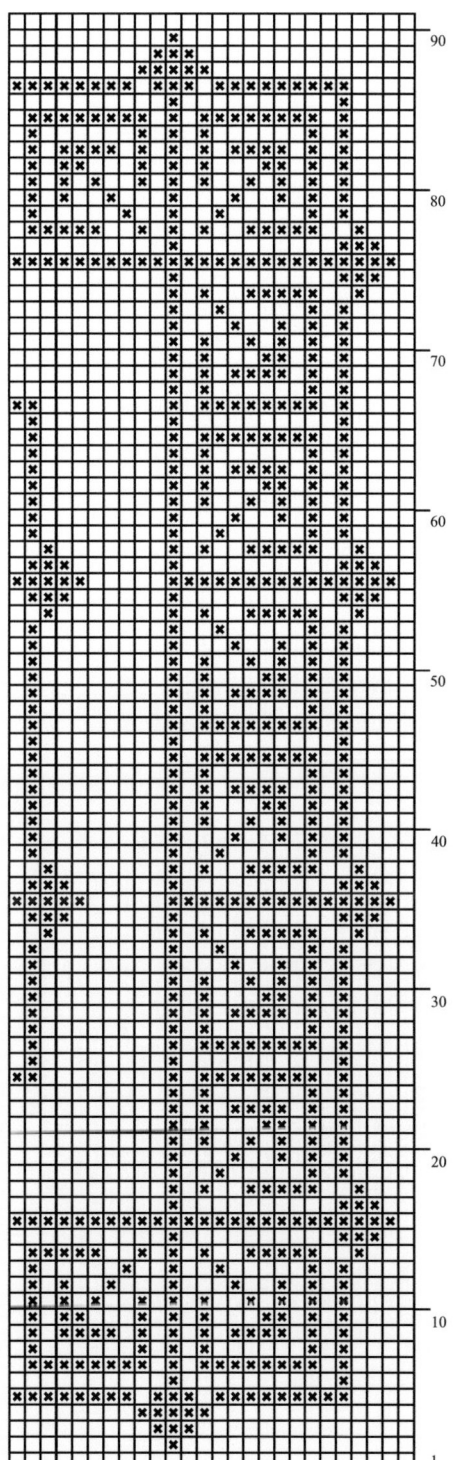

Zählmuster zu Modell 30

Häkelschrift zu Modell 30

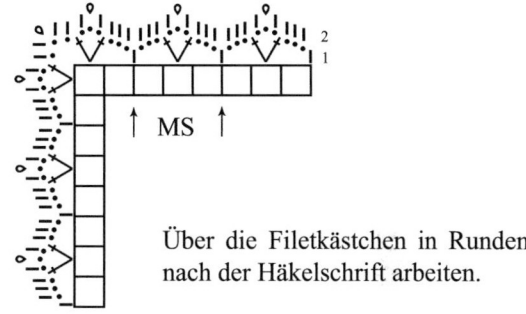

MS

Über die Filetkästchen in Runden nach der Häkelschrift arbeiten.

Häkelschrift zu Modell 29

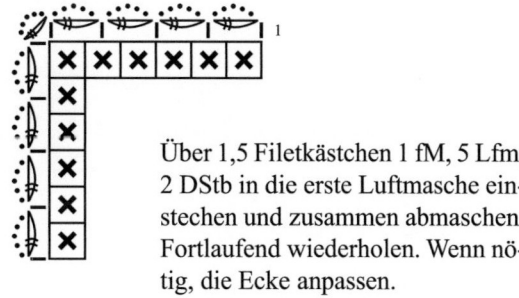

Über 1,5 Filetkästchen 1 fM, 5 Lfm, 2 DStb in die erste Luftmasche einstechen und zusammen abmaschen. Fortlaufend wiederholen. Wenn nötig, die Ecke anpassen.

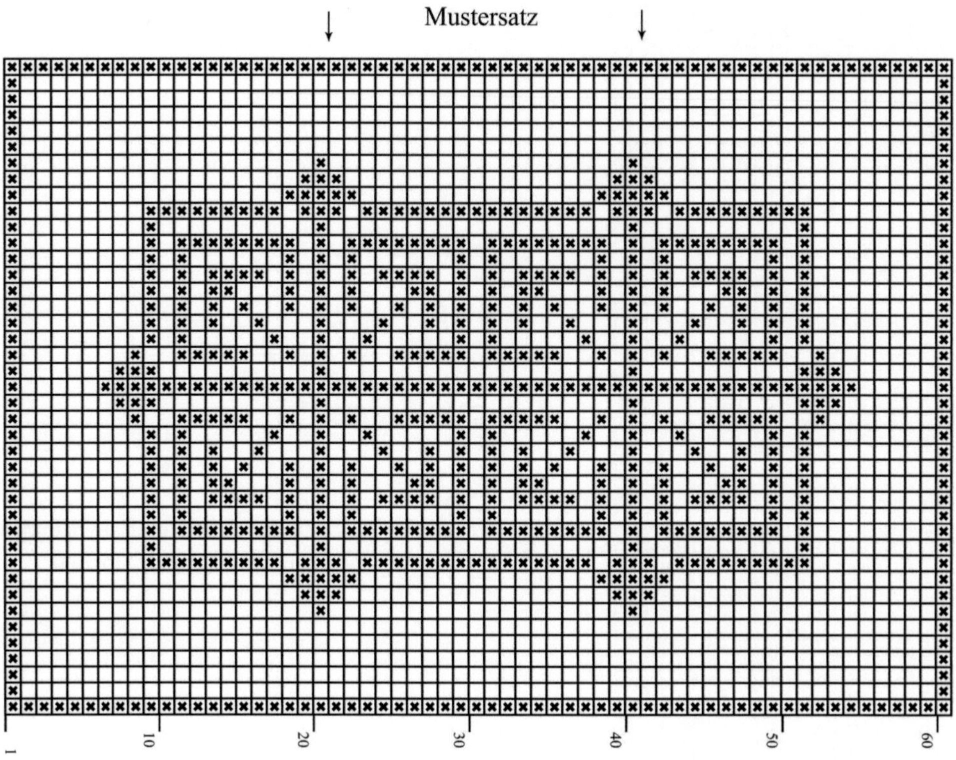

Mustersatz
1
10
20
30
40
50
60

Zählmuster zu Modell 29

Mustersatz
1
10
20

Zählmuster zu Modell 31

Ausführung Modell 31 – unten links: Das Taschentuch (25 x 25 cm) mit einer Runde fester Maschen, (je Seite 301) umhäkeln. Nach den Angaben des Zählmusters das Muster einteilen und weiterarbeiten. Die fertige Spitze mit festen Maschen umhäkeln. Dabei über die jeweils grau unterlegten Kästchen zusätzlich 1 Picot arbeiten.

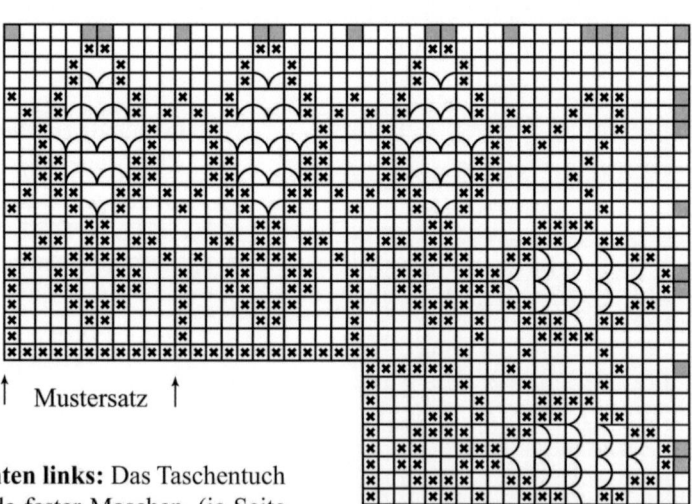

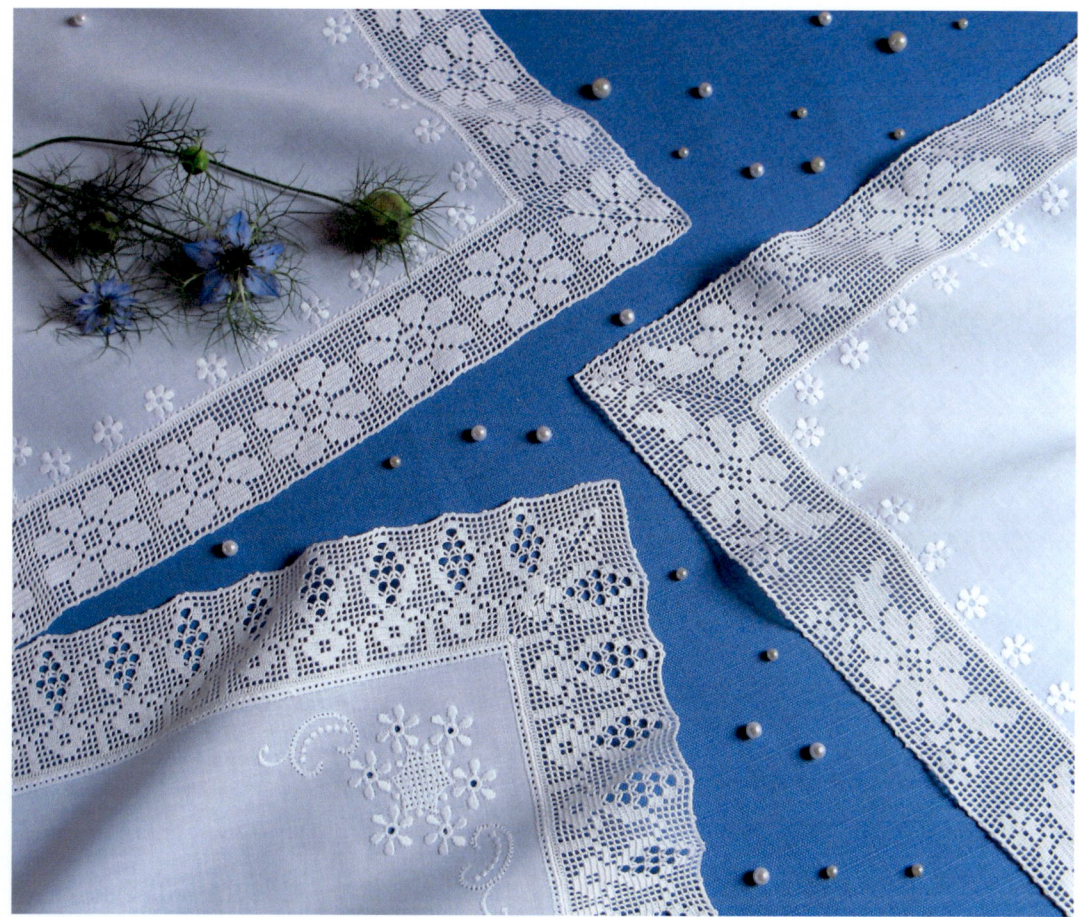

Modell 31 – 33

Spitzen: Ca. 4,5 cm breit

Material: Weiße oder andersfarbige Taschentücher zum Umhäkeln mit geradem Rand, ca. 25 x 25 cm und ca. 23,5 x 23,5 cm, je Taschentuch ca. 20 g Baumwollhäkelgarn Nr. 80, in einer passenden Farbe, Häkelnadel Nr. 0,60 bis 0,75

Ausführung Modell 32 - rechts: Das Taschentuch mit einer Runde fester Maschen, (je Seite 262) umhäkeln. Nach den Angaben des Zählmusters auf Seite 62 das Muster einteilen und weiterarbeiten. Es zeigt ein Viertel der Spitze.

Die fertige Spitze mit festen Maschen umhäkeln, dabei über jedes zweite Filetkästchen zusätzlich 1 Picot arbeiten.

Ausführung Modell 33 - oben links: Das Taschentuch mit einer Runde fester Maschen, (je Seite 262) umhäkeln. Nach den Angaben des Zählmusters auf Seite 62 das Muster einteilen und weiterarbeiten. Die fertige Spitze mit festen Maschen umhäkeln, dabei über jedes dritte Filetkästchen zusätzlich 1 Picot arbeiten.

61

Zählmuster zu Modell 32

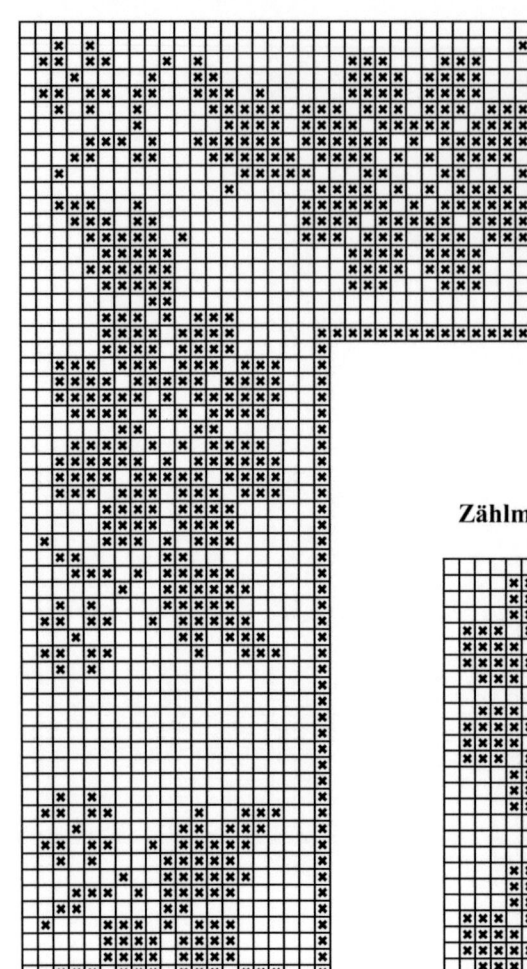

Zählmuster zu Modell 33

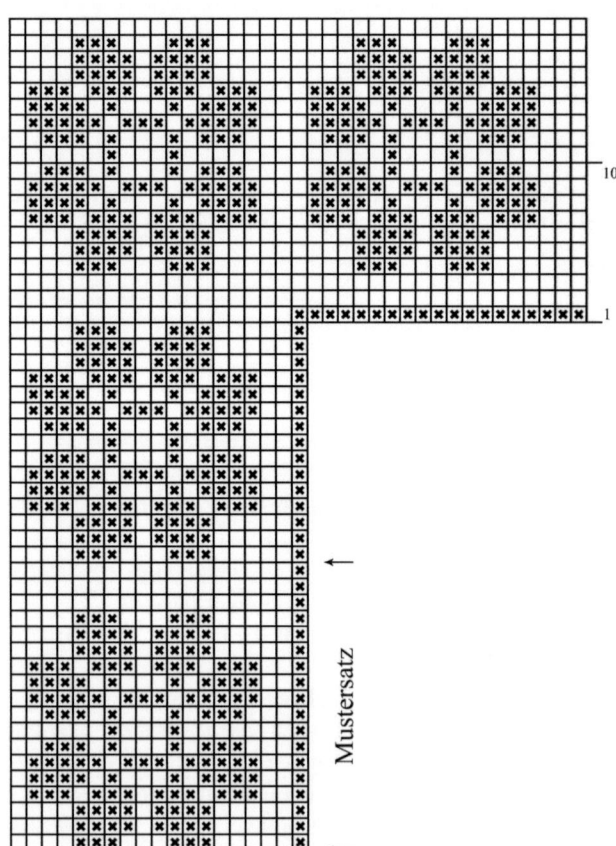

Mustersatz